모체태아의학 포켓북

Maternal Fetal Medicine Pocket Book

대한모체태아의학회

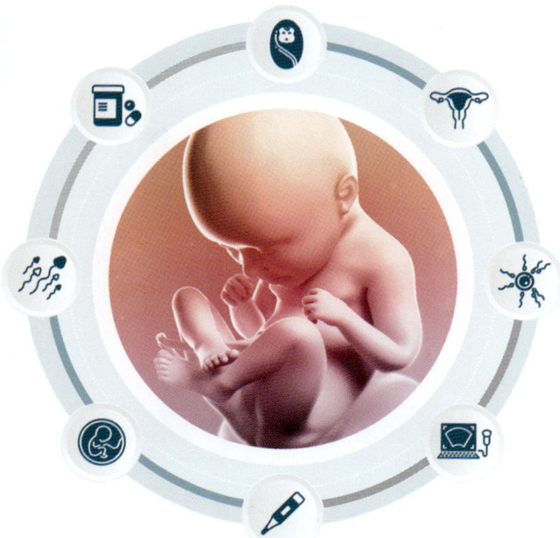

대한모체태아의학회
KOREAN SOCIETY OF MATERNAL FETAL MEDICINE

모체태아의학 포켓북

첫째판 1쇄 인쇄 | 2024년 7월 25일
첫째판 1쇄 발행 | 2024년 8월 7일

지 은 이 대한모체태아의학회
발 행 인 장주연
출판기획 최준호
출판편집 성도연
표지디자인 김재욱
편집디자인 박찬희
일 러 스 트 김명곤
제 작 황인우
발 행 처 군자출판사(주)
등록 제4-139호(1991. 6. 24)
본사 (10881) 파주출판단지 경기도 파주시 회동길 338(서패동 474-1)
전화 (031) 943-1888 팩스 (031) 955-9545
www.koonja.co.kr

ISBN 979-11-7068-156-4

정가 30,000원

모체태아의학 포켓북

Maternal Fetal Medicine Pocket Book

대한모체태아의학회

머리말

1994년에 창립된 대한모체태아의학회가 올해 30주년이 되었습니다. 대한모체태아의학회는 임산부와 태아의 건강을 책임지는 산부인과 의사들이 함께 모여 모체태아의학 학문분야의 발전을 도모하는 것을 목표로 하고 있습니다. 이를 위하여 매년 2번의 학술대회와 연수강좌, 그리고 교육강좌를 통해 국내 모체태아의학 분야의 발전에 기여해오고 있습니다. 본 학회는 창립 30주년을 맞아 미래에 모체태아의학을 전공하게 될 전공의들을 위한, 특히 분만실과 응급실에서 접하는 산과 질환이라는 부제목에 맞춘 포켓북을 발간하였습니다.

임상 현장에서 신속하고 간편하게 사용할 수 있도록 포켓북을 제작하게 되었고, 방대하고 다양한 모체태아의학 지식을 그림과 표, 흐름도 등을 위주로 배치하여 임상 현장에서 적극적으로 활용할 수 있도록 하였으며, 주로 분만실과 응급실로 오는 응급 환자를 처음 만나게 되는 전공의들을 위한 내용을 다루었습니다.

1년이라는 짧은 기간에 방대한 양을 포켓북에 실용적으로 담다 보니 다소 내용에 미흡한 점도 있겠으나, 앞으로 정기적인 개정판 작업을 통해 더 나은 임상 포켓북으로 거듭날 수 있기를 기대합니다.

바쁘신 중에서도 대한모체태아의학회 30주년 기념 – 전공의를 위한 포켓북을 성공적으로 출판할 수 있게 최선을 다해 집필해 주신 여러 선생님들과, 편집위원장 설현주 교수님, 그리고 학회 관계자분들께 진심으로 감사드립니다.

2024년 7월
대한모체태아의학회 회장
김영주

모체태아의학 포켓북 집필진 명단

강병헌	충남의대
고현선	가톨릭의대
권하얀	연세의대
김석영	아주의대
김소연	울산의대
김영남	인제의대
김지회	서울의대
김채영	경희의대
김혜민	서울의대
김호연	고려의대
김희선	동국의대
남지나	중앙의대
박인양	가톨릭의대
박중신	서울의대
박찬욱	서울의대
박현수	동국의대
배진영	대구가톨릭대
서용수	인제의대
설현주	경희의대
성지희	성균관의대
양승우	인제의대
오민정	고려의대
이경노	충남의대
이기수	계명의대
이민아	충남의대
이세진	강원의대
이 슬	부산의대
이승미	서울의대
이영주	경희의대
이지선	서울의대
정성훈	경희의대
정영미	고려의대
조금준	고려의대
조현진	인제의대
조희영	서울의대
차현화	경북의대
최명균	전남의대
편승연	경희의대
한유정	차의과학대
허영민	이화의대
홍수빈	가톨릭의대

CONTENTS

제1장 제1삼분기

제2장 제2, 3삼분기

제3장 분만

제4장 산과 응급

제1장

제1 삼분기

이세진 (강원의대)

CHAPTER 01

임신의 진단

Diagnosis of pregnancy, multifetal gestation·ectopic pregnancy

1. 정상 임신

- 정상 임신의 진단: 건강한 여성의 무월경이 10일 이상 있거나, 태아의 움직임이 느껴지는 경우 혈청 β-hCG level과 초음파상 자궁내임신 낭의 확인으로 진단이 가능
- 다태임신의 경우 임신 초기 태아 수, 추정 재태연령, 융모막성을 임신초기에 결정하는 것이 중요함
- 융모막성(chorionicity) 및 양막성(amnionicity)에 따라서 이융모막성 이양막성 쌍둥이(dichorionic diamnionic twin, DCDA), 일융모막성 이양막성 쌍둥이(monochorionic diamnionic twin, MCDA), MCMA (monochorionic monoamnionic twin) 등으로 구분할 수도 있고, zygosity에 따라서 일란성 쌍둥이(monozygotic twin)와 이란성 쌍둥이(dizygotic twin)로 구분

2. 자궁외임신

- 자궁외임신은 임신초기 무월경, 질출혈, 복통의 증상으로 왔을 때, 임신 반응 검사에서 양성을 나타내면 의심
- 초음파 및 혈청 β-hCG level의 연속적인 검사를 통해 종합적으로 분석하여 진단
- 치료는 약물 치료와 수술적 치료가 있음
- 약물 치료로는 메토트렉세이트(Methotrexate, MTX)를 주로 사용하며, 상대적 금기증 및 절대적 금기증에서는 사용을 삼가
- 수술치료법에는 salpingectomy와 salpingostomy가 있는데 이전에는 salpingostomy가 가임력 보존을 위해 시행되었으나, 최근은 두 가지 수술법 사이에 큰 차이가 없다는 연구 결과들이 나옴

1 임신의 증상 및 진단

1) 임신의 증상

(1) 건강한 가임기 여성의 무월경

① 적어도 무월경이 10일 이상 지속될 경우 임신을 의심
② 임신 후 월경과 유사한 자궁출혈이 나타나는 경우도 있음
③ 임신 첫 달 동안 질출혈은 blastocyst의 착상으로 인해 있을 수 있지만 임신 초기의 출혈은 비정상 임신에 대한 평가가 즉각적으로 필요

(2) 태동의 감지

① 임신 16-18주 사이에 처음으로 태아의 움직임을 인지할 수 있다는 보고가 있음
② 경우에 따라 처음에는 인지를 잘 못하다가 약 20주가 되면 태아의 움직임을 감지하기 시작할 수 있음

(3) 임신 징후 중 하부생식기, 자궁, 유방의 변화가 조기에 발생

(4) 그 외 정상 임신에서 나타날 수 있는 증상

① 오심, 구토: 일반적으로 5-6주 사이에 시작. 9주에 절정. 16-20주 사이에 호전됨
② 빈뇨: dysuria, hematuria, pyuria 등이 동반되지 않음
③ 피곤함, 불면
④ 허리 통증

2) 임신의 진단

(1) 건강한 가임기 여성의 무월경이 10일 이상 있거나, 태아의 움직임(16-18주 또는 20주에서 인지)이 느껴지는 되는 경우 임신을 의심

(2) 소변이나 혈액을 통해 인간융모생식샘자극호르몬(human chorionic gonadotropin, hCG)에 대한 확인 검사 시행

(3) 초음파상 자궁내임신 낭의 확인: 정상 임신과 비정상 임신 감별 가능

(4) 임신주수 계산법

① 마지막 정상 월경 기간의 첫날을 기준으로 계산한 정상적인 임신 기간은 280일, 즉 40주에 가까움

② 월경 데이터를 바탕으로 임신 예정일을 빠르게 추정하는 방법은 마지막 생리 시작일에 7일을 더하고 3개월을 빼는 것임

Ex. 마지막 월경의 첫 번째 날이 10월 5일이라면 출산 예정일은 (10 - 3[월]), (5 + 7[일])을 하면 다음 해 7월 12일이 됨

③ 월경주기 길이는 여성마다 다르므로 이러한 계산 중 상당수가 부정확함

④ 임신 초기 초음파는 임신 연령을 확인하거나 재확인하는 가장 정확한 방법

⑤ 보조 생식 기술로 임신한 임신의 경우, 배아 연령이나 이식 날짜를 사용하여 재태연령을 계산

⑥ Crown-rump length (CRL)의 초음파 측정은 재태연령을 확립하거나 확인하는 가장 정확한 방법

3개의 개별 측정값의 평균이 사용되며 임신 14주 이전에 CRL은 5-7일 이내 정확도를 가짐

3) 임신주수별 해야 하는 검사들

표 1-1. 산전관리

검사	첫 방문	15-20주	24-28주	29-41주
혈액형(ABO/Rh)	★			
항체선별검사	★		(A)	
일반혈액검사	★		★	
자궁경부질세포진검사	★			
경구당부하검사	(B)		★(B)	
태아목덜미 투명대 측정	★(C)			
모체혈청선별검사	(D)	★(D)		
요단백 평가	★			
소변검사	★			
풍진항체검사	★			
매독혈청검사	★			(E)
B형간염 항원항체검사	★			(E)
사람면역결핍바이러스 혈청검사	★			(E)

(A) 적응증에 해당하는 경우 임신 28주에 시행한다. 임신부가 Rh 음성이면 항체선별검사를 먼저 시행해서 민감화(sensitization)되지 않았음을 확인하고 항-D 면역글로불린을 투여한다.

(B) 고위험 임신부는 첫 방문 시에 혈당검사를 시행한다. 다음 위험인자 중에서 1개 이상 존재하면 고위험군에 해당한다. ① 심한 비만, ② 2형 당뇨병의 가족력, ③ 임신당뇨병의 과거력, 당대사장애 또는 요당배출이 있는 경우. 첫 방문검사에서 임신당뇨병으로 진단되지 않았을 경우 24-28주 또는 고혈당의 증상 및 징후가 있을 때 재검사를 시행한다.

(C) 임신 11-14주에 시행한다.

(D) 제1삼분기 모체혈청선별검사는 임신 11-14주에 시행한다.

(E) 고위험 임신부는 임신 제3삼분기가 되면 재검사를 해야 한다.

4) 다태임신의 진단

(1) 쌍둥이의 경우 임신 초기 태아 수, 추정 재태연령, 융모막성을 임신 초기에 결정하는 것이 중요함

(2) 특히 융모막성의 경우 산전 쌍둥이 합병증의 감별진단에 절대적으로 중요한 단서가 되므로, 임신 초기에 반드시 확인해야 함

(3) 늦은 제1삼분기부터 이른 제2삼분기 사이가 가장 이상적인 융모막성 결정 시기

(4) 임신 제1삼분기 초음파 진단: 융모막성은 10주 이전에 하면 거의 정확하게 진단 가능(그림 1-1)

① 융모막성(chorionicity) → 임신 낭의 개수와 일치

② 이융모막성을 가지는 경우 모두 이양막성

③ 양막성(amionicity) → 임신 7-8주 이전에는 난황낭의 수/ 7-8주 이후에는 양막강이 체액으로 차고 양막이 보임

(5) 임신 제2, 3삼분기 초음파 진단: 융모막성의 결정이 임신 제1삼분기에 비해 어려울 수 있음(그림 1-2)

① 이융모막성 쌍둥이(dichorionic twin) 의심 소견

- 태아의 성별이 다른 경우 이란성(dizygotic twin)이므로 이융모막성 쌍둥이(dichorionic twin)

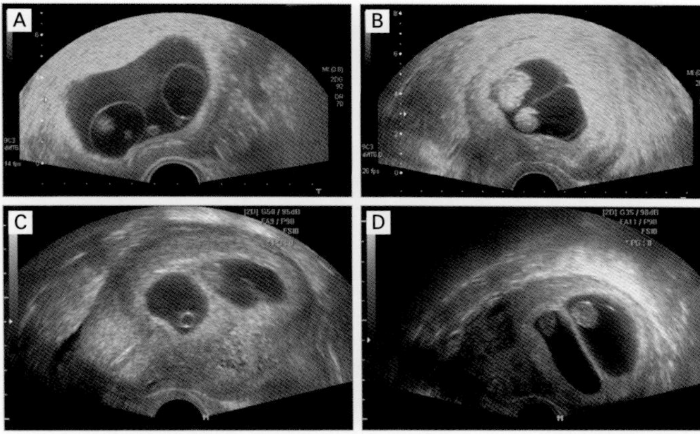

그림 1-1. 임신 제1삼분기 쌍둥이의 융모막성. A, B. 단일 융모막성 이양막성 쌍태임신. 한 개의 임신낭 안에 두 개의 양막이 보인다. C, D. 이 융모막성 쌍태임신. 두 개의 임신낭이 보인다(출처: 산과학 6판).

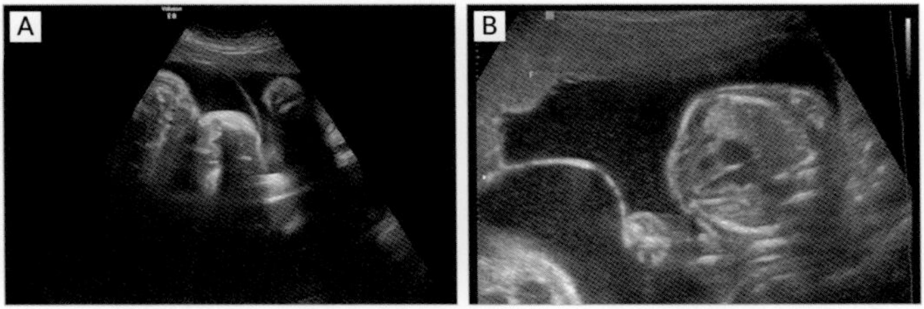

그림 1-2. 임신 제2, 3삼분기 쌍둥이의 융모막성에 대한 초음파 소견. A. 단일 융모막 쌍태임신, B. 이융모막 쌍태임신(출처: 산과학 6판).

- 태반이 각각 두 덩어리로 보일 때
- 태반이 한 덩어리로 보일 때에는 분리막의 기저부에서 태반조직이 삼각형 모양으로 이어지는 경우(twin-peak sign or lamda sign)
- 분리막의 두께가 2 mm 이상인 경우 90% 이상

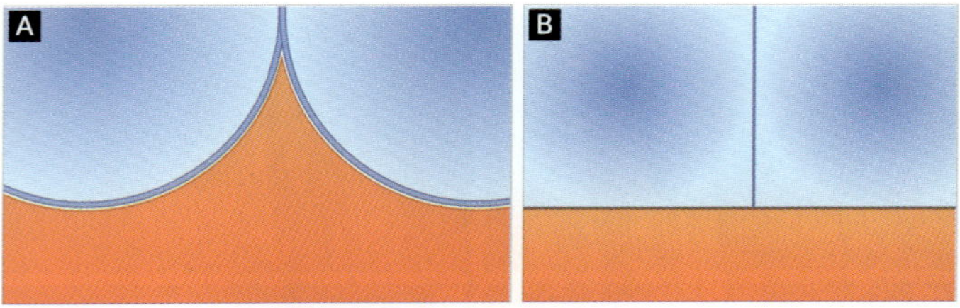

그림 1-3. 분리막의 기저부의 모양에 따른 분류. A. Twin-peak sign or Lamda sign, B. T sign.

표 1-2. 일란성 쌍둥이(monozygotic twin)의 분할 시기별 진단

수정 후 분할되는 시간	Chorionicity	Amnionicity	진단
72시간 이내	Dichorionic	Diamnionic	DCDA twin
수정 후 4-8일 사이	Monochorionic	Diamnionic	MCDA twin
수정 후 8-13일 사이	Monochorionic	Monoamnionic	MCMA twin
수정 후 13-15일 사이		Conjoined twin	

② 일융모막성 쌍둥이(monochorionic twin) 의심 소견

- 하나의 태반인 경우
- 얇은 분리막
- Twin-peak sign의 부재
- T sign

(6) 난성(zygosity)의 진단

① 이란성 쌍둥이(dizygotic twin)는 2개의 난자가 각각의 정자를 만나 2개의 수정란이 착상되는 경우로 임신 초기부터 임신 낭이 2개로 관찰됨 → 이융모막성 이양막성 쌍둥이(dichorionic diamnionic twin, DCDA twin)

② 일란성 쌍둥이(monozygotic twin)는 1개의 난자와 정자가 만나 수정되는 경우로 임신 초기 1개로 보이던 임신 낭이 수정란이 2개로 분할되는 시점에 따라 여러 형태로 구분(표 1-1)

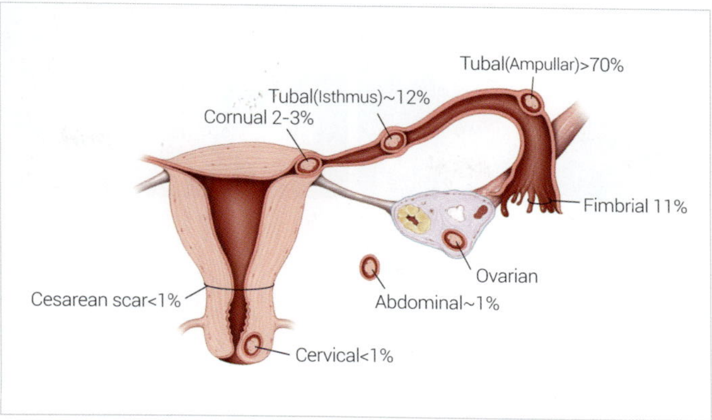

그림 1-4. 자궁외임신의 부위별 발생 빈도.

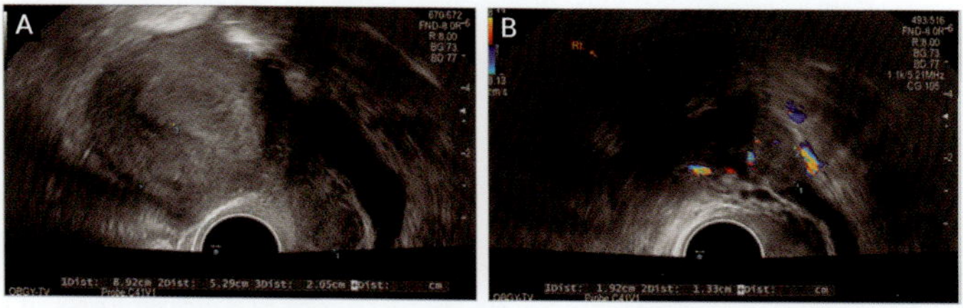

그림 1-5. 자궁외임신의 초음파 소견. A. 자궁의 posterior cul-de-sac에서 액체의 저류(fluid collection)가 관찰됨. B. 난소 옆의 자궁외임신으로 의심되는 덩이 주변으로 도플러 검사를 하였을 때, ring of fire 소견이 관찰되기도 함.

2 자궁외임신

1) 자궁외임신의 진단

(1) 주머니배(blastocyst)가 자궁내막에 착상하지 못하고 다른 기관에 착상하는 경우

(2) 대부분은 난관에 생기는 난관임신(tubal pregnancy), 드물게는 난소, 자궁벽

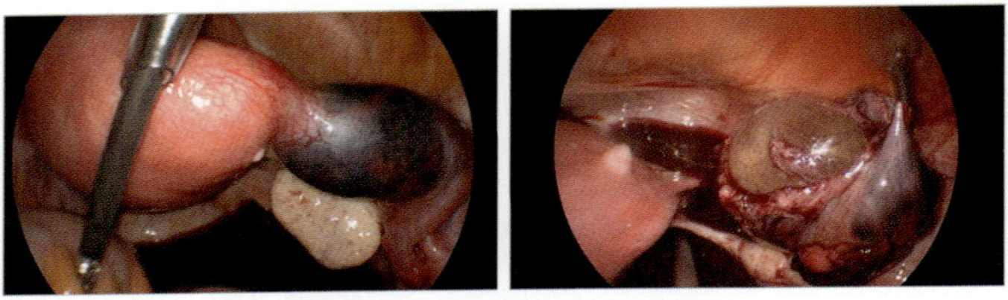

그림 1-6. 자궁외임신 중 난관임신의 복강경소견.

자궁관임신(interstitial pregnancy), 복막, 자궁경관, 제왕절개 반흔(cesarean scar) 부위에 발생함(그림 1-4)

(3) 산부인과 영역에서 가장 흔한 응급 질환 중 하나로 전체 임신의 1-2% 정도

(4) 초음파에서 자궁내임신 낭이 보이지 않으면서 혈청 β-hCG level이 1,500-2,000 mIU/mL 이상이거나, 48시간 간격으로 측정한 혈청 β-hCG level이 53-66% 이상 증가하지 않을 경우 의심

(5) 초음파상에서 임신 낭이 자궁이 아닌 난관에 보이거나 다른 위치에서 관찰될 수 있음(그림 1-5 B)

(6) 초음파상 자궁 주위로 posterior cul-de-sac에서 액체의 저류(fluid collection)가 관찰되기도 함(그림 1-5 A)

(7) 복강경에서 직접 진단(그림 1-6)되는 경우도 있지만 자궁외임신이 의심되는 경우 초음파 및 연속적인 혈청 β-hCG level을 시행하여 종합적으로 판단

2) 자궁외임신의 원인

(1) 비정상적인 난관의 해부학을 가질 때, tubal pregnancy의 위험이 증가

① 이전의 난관임신 수술, 가임력 회복 또는 불임수술력이 있는 경우
② 이전에 한 번 자궁외임신의 경력이 있는 경우
③ 이전의 난관 감염으로 인해 비정상적으로 난관의 구조가 변한 경우
④ 이전에 난관염, 충수돌기염, 자궁내막증으로 인해 발생한 난관 주위의 유착이 있는 경우

(2) 흡연도 연관이 있다고 알려져 있지만 기본 메커니즘은 불분명함

(3) 일부 피임방법 중 피임의 실패로 자궁외임신의 위험이 높아질 수 있음

① 일반적으로 어떤 형태의 피임법이든 임신이 효과적으로 예방되기 때문에 자궁외임신의 절대적 숫자는 감소

② 그러나 일부 방법은 자궁강 내 착상을 방지하게 되는데, 이에 실패할 경우 자궁외임신이 더 생길 수 있음

③ 해당되는 피임법은 난관불임술(tubal sterilization), 자궁내장치(intrauterine devices, IUD) 및 프로게스테론 단독 피임약 등이 있음

3) 자궁외임신의 증상

(1) 자궁외임신 낭의 파열 여부에 따라 증상이 없을 수도 있지만 매우 심한 경우도 있음

(2) Symptom triad

① 생리를 하지 않음(amenorrhea)

② 소량의 질출혈(vaginal bleeding or spotting)

③ 자궁외임신 낭의 파열로 인한 증상

- 극심한 급성 복통 그리고 골반통
- 어지러움
- 복부의 압통 또는 cervical motion tenderness
- 목이나 어깨의 통증이 숨을 들이마실 때 있음 ← 횡경막 밑까지 혈복강이 있는 경우 phrenic nerve를 자극하면서 있을 수 있음

4) 자궁외임신의 치료

(1) 약물적 치료

① 메토트렉세이트(Methotrexate, MTX)의 사용

- 엽산의 길항제(folic acid antagonist)
- Diydrofolate reductase의 작용을 차단 → DNA 합성 억제 → 태아세포(fetal cell), 영양막세포(trophoblasts), 골수세포(bone marrow cell) 및 볼 점막 또는 장점막세포와 같이 빠르게 분열하는 세포에 작용

- 용량 및 사용기간에 따라 부작용 증가
- 자궁외임신의 치료에서 저용량을 단기간 사용한 경우에는 심각한 부작용이 보고된 적은 없고, 여러 번 투여한 경우 경미한 부작용이 보고되어 있음
- MTX의 복용 방법과 용량은 표 1-2 참고

② 약물적 치료를 받을 수 있는 경우
- 증상이 심하지 않은 경우
- 낮은 혈청 β-hCG level
- 자궁외임신 낭의 크기가 4 cm 이하로 작은 경우
- 자궁외임신 태아의 심박수가 보이지 않는 경우

③ 약물적 치료의 금기가 되는 경우(contraindication)는 상대적 금기증과 절대적 금기증으로 나눠 살펴볼 수 있음(표 1-3)

(2) 수술적 치료

① 자궁외임신에서 가장 널리 이용되는 치료법

② 어떤 수술 경로 및 수술법을 적용할지 선택은 출혈의 정도, 환자의 혈역학적 안정성, 난관손상의 정도 및 향후 환자의 임신계획 등을 고려

③ 개복수술 vs. 복강경 수술
- 현재는 복강경 수술이 더 선호됨
- 복강경 수술을 할 수 없는 경우 → 개복수술 시행

④ 수술법
- 난관절제술(salpingectomy): 자궁외임신 된 쪽의 전체 난관을 절제하는 방법
- 난관개구술(salpingostomy): 자궁외임신이 된 난관에 선상의 창을 만드는 수술법으로 주로 자궁외임신 낭이 작고 터지지 않은 경우 시행

⑤ Salpingectomy vs. Salpingostomy
- 과거에는 salpingostomy가 미래의 가임력 보존을 위해 더 선호되었지만, 두 가지 수술 방법을 비교한 최근의 연구를 보면 두 수술 방법 사이에 추후 임신에 대하여 비슷한 결과를 가지는 것으로 보고됨
- 하지만 병변 부위 반대쪽의 난관이 이상소견을 보인다면 가임력 보존을 위해 salpingostomy가 더 선호됨

표 1-3. MTX 의 복용방법과 용량

치료경과 일수	1회 투여	다회 투여
1	MTX 50 mg/m^2 BSA Serum β-hCG level check	MTX 1 mg/kg Serum β-hCG level check
2		Leucovorin 0.1 mg/kg
3		MTX 1 mg/kg Serum β-hCG level check
4	Serum β-hCG level check	Leucovorin 0.1 mg/kg
5		MTX 1 mg/kg Serum β-hCG level check
6		Leucovorin 0.1 mg/kg
7	Serum β-hCG level check	MTX 1 mg/kg Serum β-hCG level check
8		Leucovorin 0.1 mg/kg
Indication for additional dose	• 혈청 β-hCG level이 4일째와 7일째 비교하였을 때 15% 이상 감소하지 않을 경우 • Weekly surveillance 하는 동안 15% 미만으로 감소하였을 때	• 48시간 간격으로 혈청 β-hCG level을 체크하여 이전에 비하여 15% 미만 감소하였을 때 • 최대 4번까지 사용
Surveillance	한번 15% 이상 감소하였다면 혈청 β-hCG level이 정상이 될 때까지 매주 혈청 β-hCG level을 체크	

표 1-4. MTX의 절대적 금기증 및 상대적 금기증

절대적 금기증	상대적 금기증
• 자궁내임신이 같이 있는 경우 → Heterotopic pregnancy • 면역저하자 • 중등도 또는 중증의 anemia, leukopenia 또는 thrombocytopenia • MTX에 민감한 경우 • 폐질환이 있는 경우 • 소화성궤양질환(peptic ulcer disease)이 있는 경우 • 임상적으로 의미 있는 간 또는 신장의 기능 부전 • 모유수유 • 자궁외임신 낭의 파열 • 급성 출혈로 인한 위험이 있는 경우(혈역학적 불안정 상태)	• 자궁외임신 태아의 심박수가 보이는 경우 • 혈청 β-hCG level이 높은 경우(> 5,000 mIU/mL) • 자궁외임신 낭의 크기가 질 초음파상에서 4 cm 이상인 경우 • 수혈을 거부하는 경우 • 추적관찰을 할 수 없는 경우

참고문헌

1. 대한산부인과학회. 산과학. 제6판. 군자출판사; 2021.
2. 대한산부인과학회. 부인과학. 제6판. 군자출판사; 2021.
3. Mark B Landon. Gabbe's obstetrics: normal and problem pregnancies. 8th ed. Elsevier; 2021.
4. F Gray Cunningham, Kenneth J Leveno, Bardara L Hoffman, et al. Williams obstetrics. 26th ed. McGrowHill; 2022.
5. American College of Obstetricians and Gynecologists: Tubal ectopic pregnancy. Practice Bulletin No.193, March 2018, Reaffirmed 2019
6. American College of Obstetricians and Gynecologists' Committee on Practice Bulletins-Gynecology. ACOG Practice Bulletin No. 193: Tubal Ectopic Pregnancy. Obstet Gynecol. 2018;131(3): e91-e103. doi: 10.1097/AOG.0000000000002560.
7. American Society for Reproductive Medicine: Medical treatment of ectopic pregnancy: a committee opinion. Fertil Steril. 2013;100(3):638.
8. Practice Committee of American Society for Reproductive Medicine. Medical treatment of ectopic pregnancy: a committee opinion. Fertil Steril. 2013;100(3): 638-44. doi: 10.1016/j.fertnstert.2013.06.013.

설현주 (경희의대), 이영주 (경희의대),
편승연 (경희의대)

CHAPTER 02

과다 오심구토

Hyperemesis gravidarum

- 체중감소가 없는 오심구토는 검사나 약물 치료가 필요하지 않은 경우가 대부분
- 오심구토 증상이 심하면 doxylamine-pyridoxine 경구 처방
- 경구 약제에도 반응이 없고, 음식 섭취가 불가능한 경우 입원치료
- 입원치료
  - 수액 및 전해질 교정, 비타민 보충
  - Wernicke encephalopathy 예방 위해 thiamine 투여
  - Metoclopramide, ondansetron 등 항구토제 사용
  - 음식 섭취가 불가능하면 parenteral nutrition 고려

1 정의

(1) 임신 중 오심구토(nausea and vomiting of pregnancy, NVP)는 전체 산모의 80-90%가 경험하는 흔한 증상

(2) 임신과다구토는 심한 오심구토로 5% 이상 체중감소 및 케톤뇨가 동반되는 병적인 상태로 약 0.3-3%의 산모에서 발생

2 원인

(1) 임신 초기의 혈중 hCG 상승 혹은 에스트로겐 상승과 연관된 것으로 추정되며, 쌍태임신, 임신융모성질환의 경우 증상이 심함

(2) hCG는 임신부의 갑상샘을 자극하여 transient hyperthyroidism의 혈액검사 결과를 보일 수 있음

3 증상

1) Mild to moderate NVP

(1) 임신부의 90%가 경험하며, 임신 1삼분기까지 악화되다가 대부분 2삼분기에 증상 호전

(2) 체중감소가 거의 없고, 탈수 증상이나 영양 결핍이 없음

2) Severe NVP (hyperemesis gravidarum)

(1) 임신부의 0.5%에서 발생

(2) 심한 구토로 인한 탈수증상으로 마른 점막, 피부 긴장도 감소, 기립성 저혈압 등 발생

(3) 음식 섭취가 거의 불가능하여 5% 이상 체중감소가 있으면서 경구 약제 반응이 없으면 입원 치료가 필요함

4 진단

(1) 임상증상으로 진단

(2) 다만, 임신 1삼분기 후기에 새롭게 발생한 오심구토는 위장관질환, 대사질환, 신경계질환 등 다른 질환과의 감별이 필요함

5 검사

1) Mild to moderate NVP

추가적인 검사 필요 없음

2) Hyperemesis gravidarum

(1) 전해질 및 신기능, 간기능, 소변검사 등 일반적인 검사

① 전해질 이상(hyponatremia, hypocalcemia, hypokalemia)

② Prenatal azotemia, hypochloremic metabolic alkalosis

③ Hemoconcentration

④ Low TSH (mild biochemical hyperthyroidism): 반드시 TFT검사가 필요한 것은 아님. 혈액검사에서 hyperthyroidism의 결과를 볼 수 있으나, hyperthyroidism 관련 증상이나 과거력이 없으면 산모의 오심구토 증상이 호전되면서 TSH도 정상화되므로 약물 치료가 권유되지 않음(gestational transient thyrotoxicosis)

⑤ Elevated LFT

⑥ 소변검사(ketonuria, 요비중 증가)

6 치료(그림 2-1)

1) 치료 목표

(1) 증상 완화로 삶의 질 개선, 조기에 개입하고 적절한 약물 치료를 하는 것이 증상 악화를 예방하고 입원을 줄일 수 있음

(2) 동반된 탈수, 전해질 이상, 케톤뇨 교정

■ **비약물 치료: 첫 번째 치료**
- 멀티비타민 대신 엽산만 복용
- 회피요법: 오심, 구토를 유발할 만한 냄새, 음식 등 회피하고 음식은 소량씩 섭취함
- 증상이 지속되면 약물 치료

↓

■ **회피요법 등 중재에 호전이 없으면, 조기에 약물 치료를 시작하는 것이 효과적**

■ **약물 치료**
- 오심: pyridoxine 10–25 mg 하루 3회 복용, 효과 없으면 doxylamine 추가
- 구토: doxylamine 10 mg+pyridoxine 10 mg, 서방형 combination pill로 판매되며 취침 전 2알 복용(아침 1알, 점심 1알 포함 하루 4알까지 증량 가능). combination pill이 아니라도 각각 처방할 수 있음
- 일주일 이상 복용에도 증상 호전 없으면, doxylamine+pyridoxine 중단하고 dimenhydrinate 25–50 mg, 4–6시간 간격으로 복용(하루 200 mg 초과하지 않도록 주의)

↓

■ **증상 지속 시 다음 약제 중 한 가지 추가**
- Metoclopramide 5–10 mg, 6–8시간 간격으로 경구 복용
- Ondansetron 4 mg, 8시간 간격으로 경구 복용

↓

■ **입원 치료: 증상 호전 없고 탈수 동반되면 입원**
- Crystalloid fluid: thiamine, multivitamin을 수액에 혼합하여 주사
- 항구토제
  - IV metoclopramide 5–10 mg q 8 hours
  - IV dimenhydrinate 50 mg q 4–6 hours
  - IV ondansetron 4–8 mg q 8 hours
- Glucocorticoids pulsed therapy (약물치료에 반응 없는 경우, 단기치료)

그림 2-1. 임신과다구토 산모의 처치.

(3) 비타민 결핍, 심각한 체중감소 등 합병증 예방

(4) 태아에 대한 약물 노출의 위험성 최소화

2) 비약물 치료

(1) Multivitamin제 복용 중인 경우, multivitamin을 중단하고 엽산만 복용

(2) 1-2시간 간격으로 소량씩 자주 음식물 섭취하고 자극적이고 기름진 음식보다 고단백 스낵이나 크래커, 토스트 등을 먹는 것이 도움이 됨

(3) 자극이 되는 냄새 및 다습한 환경, 고온, 소음 등 오심구토를 유발할 만한 요소들을 회피

3) 약물 치료

(1) Pyridoxine 단독: 구토 증상은 거의 없고, 오심만 있는 경우 10-25 mg을 하루 3-4회 복용하면 효과적임. 증상 호전 없으면 doxylamnine 추가

(2) Doxylamine 10 mg-pyridoxine 10 mg combination pill: 서방형 combination pill로 판매되며 태아안정성이 확립되어 있어 가장 흔히 사용됨. 구토가 동반된 경우 pyridoxine 단독보다 doxylamine-pyridoxine을 먼저 처방하는 것이 효과적임. 취침 전 2알을 기본 용량으로 하고 증상이 지속되는 경우 아침 1알, 점심 1알 증량하여 하루 4알까지 복용함. Combination pill이 아니어도 약제를 각각 처방하여 한꺼번에 복용할 수 있음. 일주일 이상 복용에도 증상 호전되지 않으면 doxylamine-pyridoxine을 중단하고 다른 약제 사용

(3) Antihistamine (dimenhydrinate, diphenhydramine): 태아에게 안전하나 doxylamine-pyridoxine과 같이 처방하면 임신부에게 졸음을 심하게 유발할 수 있으므로 doxylamine을 중단하고 처방하도록 함. Dimenhydrinate는 25-50 mg을 4-6시간 간격으로 투여함

(4) Dopamine antagonist (metoclopramide, promethazine, prochlorperazine): doxylamine-pyridoxine 복용에도 구토가 지속되는 경우 metoclopramide 추가. Metoclopramide는 5-10 mg을 경구, 정맥 또

는 근주로 투여함. Dopamine antagonist는 드물게 dystonic reaction, tardive dyskinesia를 유발할 수 있으므로 장기간 투약하지 않도록 함

(5) Selective serotonin antagonist (ondansetron): metoclopramide에도 오심구토가 호전되지 않을 때 고려함. 임신부 및 태아 안정성이 확립되어 있지 않으므로 임신 10주 이전에는 사용할 때 필요성과 이득에 대해 고려하고 산모와 충분한 상담이 필요함. Ondansetron 4 mg을 경구 또는 정맥 투여하며, 하루 3회 투여하고, 필요시 증량할 수 있으나 1회 투여량이 8 mg을 넘지 않도록 함. 2018년 Huybrechts 등의 연구 결과 제1삼분기에 경구용 ondansetron은 oral cleft 발생 위험성을 증가시킨다고(RR 1.24, 95% CI 0.13-0.18) 보고하였으나, 2021년 메타분석 결과 다른 항구토제와 비교할 때 ondansetron 복용이 유산, 사산, 태아기형을 증가시키지 않는 것으로 보고됨. 결론적으로 태아안정성이 확립되어 있지 않으므로, 다른 약제에 전혀 반응이 없고 증상이 심각한 경우에만 투약을 고려함

(6) 속쓰림이 동반되어 있으면 항구토제와 함께 aluminum 등을 포함한 비흡수성 antacid를 처방하는 것이 도움이 되며, antacid에 효과 없는 경우 H2 receptor antagonist (cimetidine, ranitidine, famotidine)을 처방하는데, 국내에서 ranitidine 제제는 발암물질 검출 이슈로 사용되지 않아 famotidine을 가장 많이 사용함. H2 receptor antagonist에 효과가 없으면 proton pump inhibitor (lansoprazole, esomeprazole)도 고려하며 PPI는 장기간 복용하는 경우 모체의 신기능 악화 위험성이 있으므로 주의가 필요함

(7) Transient hyperthyroidism: hyperthyroidism의 과거력이나 goiter가 있는지 확인이 필요하며, 과거력이나 현재 증상이 없으면 일시적인 검사 결과로 대부분 치료가 필요하지 않고, 자연스럽게 호전됨

4) 그 외 대체 치료들

(1) 생강(ginger): 생강이 포함된 음식이나 음료, 혹은 생강캡슐을 하루 1,000-1,500 mg (250 mg, 하루 4회 복용 등) 정도 복용하면 증상완화에 도움이 됨

(2) 약물과 함께 침술이나 전기신경자극을 병행해서 효과가 있었다는 연구들이 있으나, 단독의 침치료나 신경자극 치료 효과는 확립되지 않음

7 입원 환자 관리

(1) 경구섭취가 불가능하고 탈수증상이 있는 경우 입원치료

(2) IV 수액투여: crystalloid fluid (Lactated Ringer's solution 혹은 normal saline)에 thiamine 100 mg을 혼합하여 1-2 L를 첫 수시간 내 빠르게 투여하고, 이후 5% DW 혹은 normal saline을 시간당 소변량이 100 cc가 되도록 보통 하루 2 L 이상 수액을 투여함

(3) thiamine: Wernicke encephalopathy를 예방하기 위해 포도당수액 주입 전 초기 수액에 혼합하여 투여하고, 이후 2-3일간 하루 100 mg씩 수액에 혼합하여 투여

(4) 전해질 교정

- 증상이 없는 mild hyponatremia (Na > 120 mEq/L)는 normal saline을 빠른 속도로 투여하는 것으로 대부분 교정되나 severe hyponatremia (Na < 120 mEq/L)의 경우 혈중 sodium 수치를 빨리 교정하면 부작용(central pontine myelinolysis)이 발생할 수 있으므로 하루 4-6 mEq/L씩 증가시키는 것을 목표로 천천히 교정하는 것이 바람직함
- 증상이 없는 mild hypokalemia (K 3.0-3.4 mEq/L)는 KCL 10-20 mEq를 수액에 혼합하여 투여함. 증상이 있는 severe hypokalemia (K < 2.5 mEq/L)는 빠른 교정이 필요하며 혈중 potassium 농도에 대한 모니터링이 필요함

(5) Multivitamin: 매일 수액에 혼합하여 정맥 주사

(6) 영양 공급: 가능한 음식을 섭취하도록 하나, 음식물 섭취가 불가능한 경우 enteral 또는 parenteral nutrition을 고려

(7) 항구토제 약물 치료(위의 약물 치료 참조): 산모의 증상에 따라 순차적으로 시도

- IV metoclopramide 5-10 mg q 8 hours
- IV dimenhydrinate 50 mg q 4-6 hours
- IV ondansetron 4-8 mg q 8 hours (태아안정성 미확립으로 증상 호전 시 중단)

8 입원 및 일반적인 약물 치료에 반응이 없는 경우

1) 다른 질환에 대한 감별 진단 고려

Gastrointestinal conditions	Metabolic conditions
Gastroenteritis	Diabetic ketoacidosis
Gastroparesis	Porphyria
Achalasia	Addison's disease
Biliary tract disease	Hyperthyroidism
Hepatitis	Hyperparathyroidism
Intestinal obstruction	**Neurologic disorders**
Peptic ulcer disease	Pseudotumor cerebri
Pancreatitis	Vestibular lesions
Appendicitis	Migraine headaches
	Tumors of the central nervous system
	Lymphocytic hypophysitis
Conditions of the genitourinary tract	**Miscellaneous conditions**
Pyelonephritis	Drug toxicity
Uremia	Psychologic conditions
Ovarian torsion	**Pregnancy-related conditions**
Kidney stones	Acute fatty liver of pregnancy
Degenerating uterine leiomyoma	Preeclampsia

ACOG Practice bulletin (2018)

2) 약물 치료

(1) Glucocorticoids

Cleft lip 등 태아기형 위험성이 있어, 임신 10주 이후에 증상이 심하고 다른 약물에 전혀 반응이 없는 경우 단기치료로 고려함. Methylprednisolone 125 mg IV 후 일주일 동안 경구로 tapering (40 mg → 20 mg → 10 mg → 5 mg)하였을 때 위약군과 비교해서 입원기간이나 재입원율의 차이가 없었으나, 경구로 methylprednisolone 16 mg을 하루 3회 복용하여 3일 유지 후 2주 동안 tapering하거나, IV hydrocortisone 300 mg을 pulse therapy 후 일주일간

tapering한 경우 항구토제만 사용한 경우와 비교하여 증상 완화에 효과가 있는 것으로 보고됨. 모체의 혈당 상승 및 장기간 투여 시 모체 스테로이드 부작용이 있으므로 모체와 태아에 대한 위험성을 충분히 고려하여 다른 약물에 전혀 반응이 없는 경우 시도할 수 있음

3) Enteral or parenteral nutrition

가능한 음식을 섭취할 수 있도록 하되, 5-7일간 약물 치료를 하여도 음식 섭취가 전혀 불가능한 경우 영양지원팀(NST)에 의뢰하여 산모의 상태에 따라 조정함

9 예후

(1) 임신부에게 심각한 영양 불균형이 발생하지 않는다면, 불량한 주산기예후와 연관되지 않음

(2) 구토가 심하고, 심각한 영양 및 전해질 불균형이 치료되지 않으면 Wernicke encephalopathy, malnutrition에 의한 합병증, Mallory-Weiss 증후군, 간 및 신기능이 이상이 초래될 수 있음

(3) 다음 임신 시 재발 경향이 있음

참고문헌

1. 대한산부인과학회. 산과학. 제6판, 군자출판사; 2021.
2. Mark B. Landon, Gabbe's obstetrics: normal and problem pregnancies 8th ed. Elsevier; 2021.
3. Erick M, Cox JT, Mogensen KM. ACOG Practice Bulletin 189: Nausea and Vomiting of Pregnancy. Obstet Gynecol. 2018;131(5).
4. Nuangchamnong N, Niebyl J. Doxylamine succinate-pyridoxine hydrochloride (Diclegis) for the management of nausea and vomiting in pregnancy: an overview. International Journal of Women's Health. 2014;6(null): 401-9.
5. Huybrechts KF, Hernandez-Diaz S, Straub L, et al. Association of Maternal First-Trimester Ondansetron Use With Cardiac Malformations and Oral Clefts

in Offspring. JAMA. 2018;320(23): 2429-37.

6. Dormuth CR, Winquist B, Fisher A, et al. Comparison of Pregnancy Outcomes of Patients Treated With Ondansetron vs Alternative Antiemetic Medications in a Multinational, Population-Based Cohort. JAMA Netw Open. 2021;4(4): e215329.
7. Niebyl JR, Goodwin TM. Overview of nausea and vomiting of pregnancy with an emphasis on vitamins and ginger. Am J Obstet Gynecol. 2002;186(5, Supplement 2): S253-S5.
8. Safari HR, Fassett MJ, Souter IC, et al. The efficacy of methylprednisolone in the treatment of hyperemesis gravidarum: a randomized, double-blind, controlled study. Am J Obstet Gynecol. 1998;179(4): 921-4.
9. Yost NP, McIntire DD, Wians FH Jr, et al. A randomized, placebo-controlled trial of corticosteroids for hyperemesis due to pregnancy. Obstet Gynecol. 2003;102(6): 1250-4. doi: 10.1016/j.obstetgynecol.2003.08.013. PMID: 14662211.
10. Bondok RS, El Sharnouby NM, Eid HE, et al. Pulsed steroid therapy is an effective treatment for intractable hyperemesis gravidarum. Crit Care Med. 2006;34(11): 2781-3. doi: 10.1097/01.CCM.0000242156.15757.70. PMID: 16957638.

허영민 (이화의대)

CHAPTER 03

제1삼분기 출혈 및 복통의 감별진단

DDx of abnormal uterine bleeding and lower abdominal pain

1. 임신 1삼분기의 출혈(~13 + 6 weeks): 25%

1) Physiologic or implantation bleeding, threatened abortion

2) Ectopic pregnancy

3) Pregnancy loss: complete/incomplete abortion, vanishing twin

4) Cervical insufficiency

5) Cervical and vaginal disorders

(1) Vaginal laceration

(2) Vaginal or cervical neoplasm, vaginal warts

(3) Vaginal discharge, mucopurelent cervical discharge or friability at the cervical os

(4) Cervical polyp, fibroids 등

6) Cervical Ectropion

7) Gestational trophoblastic disease: Hydatidiform mole, choriocarcinoma 등

2. 임신 1삼분기의 복통(~13 + 6 weeks)

1) 산과적 원인: abortion, ectopic pregnancy

2) 비산과적 원인: appendicitis, cholecystitis, ovarian cyst rupture, ovarian cyst torsion 등

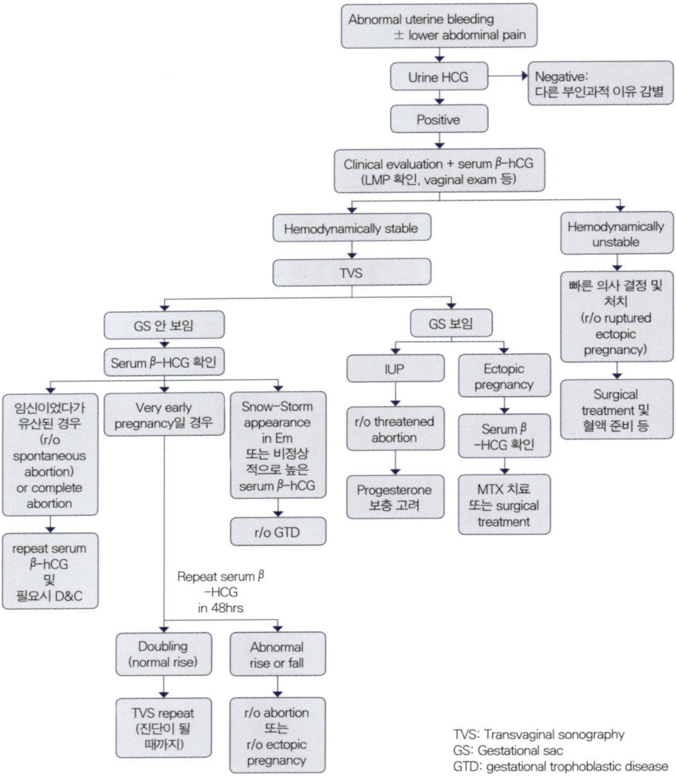

그림 3-1. 임신 1삼분기 복통 및 출혈에 대한 산과적 감별진단 알고리즘.

1 자궁외임신(ectopic pregnancy)

1) 정의: 수정란이 정상 자궁내막 이외의 부위에 착상된 임신 상태

2) 증상: 복통, 무월경, 이상 질출혈 등

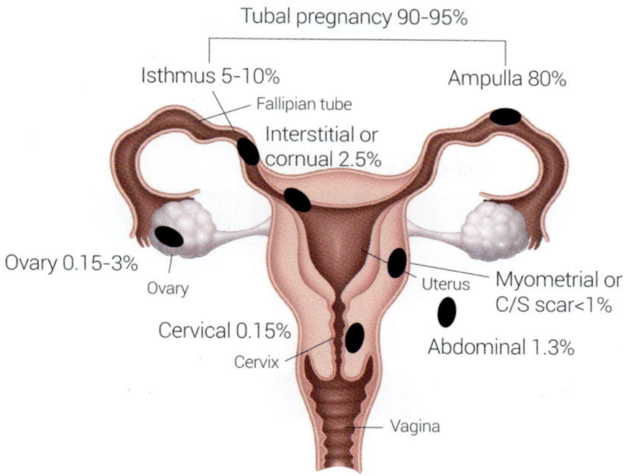

그림 3-2. 자궁외임신의 호발 부위.

3) 진단

(1) LMP 확인 등의 임상적 병력청취 및 신체 진찰

(2) Serum β-hCG

① 48시간 이내에 β-hCG가 66% 이상 상승하지 않거나 plateau를 형성하는 경우(doubling time이 7일 이상)

② β-hCG가 2,000 mIU/mL 이상이나, 자궁 내 G-sac이 관찰되지 않는 경우

4) 초음파(transvaginal sonography)

(1) 먼저 자궁내임신 낭이 있는지 확인 → 자궁 안에 G-sac이 보이지 않는 경우 의심

(2) 자궁외임신의 호발 부위를 고려하여 난관, 난소, 자궁 경부 및 복강 내까지 모두 확인

(3) 단, 초음파 소견을 해석할 때는 serum β-hCG와 함께 비교해야 함

표 3-1. Medical treatment protocol – MTX regimen

Single dose regimen
DAY 0: MTX 50 mg/m^2 IM DAY 4, 7: β-hCG check 이후 weekly check If level do not drop by 15%, repeat dose of MTX and measure β-hCG on DAY 4, 7
Multidose regimen
DAY 1, 3, 5, 7: MTX 1mg/kg IM DAY 2, 4, 6, 8: Leucovorin(= Folinate) 0.1 mg/kg IM β-hCG check on DAY 1, 3, 5, 7 Once β-hCG level drop 15% → STOP MTX and monitor β-hCG weekly
**** Contraindication**
Sensitive to MTX Tubal rupture Breastfeeding Intrauterine pregnancy Peptic ulcer disease Active pulmonary disease

5) 치료: Vital sign, initial serum β-hCG level 및 자궁외임신 위치, 크기에 따라 결정

(1) 약물: Methotrexate (MTX)

① initial serum β-hCG level이 낮거나 (< 1,500 mIU/mL), 자궁외임신낭의 수술적 제거가 어려운 경우

② 부작용: 구강 또는 장점막의 염증, 광민감성(photosensitivity), 간 및 신장 수치 상승 등 → 부작용을 미리 교육하고, 직사광선 노출은 한 달간은 피하도록 한다.

(2) 수술: Tubal pregnancy인 경우, salpingectomy

① 출혈량 감소 및 heterotopic pregnancy를 감별진단 해야 하는 경우, DCB도 고려

2 유산(abortion)

1) 절박 유산(threatened abortion)

임신이 확인된 산모에서 임신 1삼분기에 질출혈이 있는 경우. 전체 임신의 1/4-1/5가 경험하고, 그중 50%가 실제 유산으로 진행됨

(1) 진단

① LMP 확인 등의 임상적 병력청취 및 신체 진찰(speculum exam)
- 자궁경부가 닫혀 있는 상태에서 혈성 질분비물 또는 질출혈이 관찰됨

② 초음파(transvaginal sonography)
- 자궁내임신 및 태아 상태를 먼저 확인. 대부분 태아 심음은 양호함
- 융모막 혈종(subchorionic hematoma): 자궁벽과 융모막 사이에 혈종이 관찰됨

(2) 치료: 효과적인 치료 방법은 없음

① 단, 안정을 취하도록 교육하고 프로게스테론 보충 요법을 써 볼 수 있음

2) 완전 유산(complete abortion): 태반이 완전히 떨어지고 임신 산물이 함께 배출된 경우

Cf. 불완전 유산(incomplete abortion): 유산물이 자궁 내에 남아 있거나 개대된 자궁 경부를 통해 일부가 배출된 경우

(1) 진단

① LMP 확인 등의 임상적 병력청취 및 신체 진찰(speculum exam)
- 내원 전 핏덩어리 같은 혈성 질분비물이 배출되었는지 확인
- 질경 검사를 통해 출혈량 확인

② 초음파(transvaginal sonography)
- 자궁내임신 산물 확인 → 보이지 않는 경우 완전 유산 또는 자궁외임신 감별 필요

③ serum β-hCG: 연속 검사를 통해 수치가 떨어졌는지 확인

(2) 치료

① 기대요법: 임상적으로 안정된 산모의 경우

② 자궁 소파술: 불완전 유산 또는 질출혈이 심한 경우

3) 계류 유산(missed abortion): 자궁경부가 닫혀 있는 상태로 수일에서 수 주 동안 사망한 임신산물이 자궁 내에 남아 있는 경우

(1) 증상: 대부분 무월경 이외에 특별한 증상이 없으나, 질출혈이 있는 경우도 있음

(2) 진단: 병력청취, 신체 진찰, 초음파(자궁내임신 산물의 사망을 확인)

(3) 치료: 자궁 소파술

3 임신 융모막 질환(gestational trophoblast disease, GTD)

1) 종류 및 정의

(1) 포상기태(hydatidiform mole, H-mole): 가장 흔함. 비정상적으로 발달된 융모막 융모(chorionic villi)를 가진 태반으로, 융모막암종의 50-60%는 포상기태에서 발생하므로 진단이 중요함

① 완전포상기태와 부분포상기태로 나뉨

(2) 융모막암종(gestational trophoblastic neoplasia, GTN): 비전이성 vs. 전이성

2) 증상

(1) 질출혈: 가장 흔하며, 대개 적자색을 띠고 있음

(2) 임신과다구토

3) 진단

(1) 초음파(transvaginal sonography): 포상기태와 정상 임신을 구별하는 데 가장 좋은 방법

① 눈보라 모양(snowstorm pattern)이 관찰되나 유산, 자궁외임신, 또는 자궁근종 등과 감별이 필요함

② 자궁 크기가 대부분 재태연령보다 큰 편이며, 자궁 크기는 serum β-hCG의 값과 비례함

③ 자궁 내에 영양막 조직과 혈종으로 팽창되어 있음

④ 난포막황체낭(theca lutein cyst): 약 반수에서 지름이 6 cm보다 큰 난포막 황체낭종을 볼 수 있음. 대부분 양측성이며 다낭성

(2) Serum β-hCG: 비정상적으로 높은 수치(약 5만-10만 mIU/mL)

(3) Partial mole의 경우 질출혈을 동반하면서 임신초기 정상 임신일 가능성도 있으므로, 주의 깊게 경과 관찰할 필요가 있음

4) 치료

(1) 자궁 소파술

(2) 추적검사: serum β-hCG 연속 측정

(3) 부인종양학 파트 협진: 필요시, 자궁절제술 및 항암화학요법

4 자궁부속기 염전(ovarian cyst torsion)

1) 정의

난소, 난소낭종, 난관, 난관옆낭종(paratubal cyst) 등이 혈관을 포함한 줄기(pedicle)를 축으로 회전하여 꼬임으로 허혈이 발생하는 것

(1) 대부분 기형종(dermoid cyst)으로 인해 염전이 발생하거나, 난임 환자의 경우 난소 채취를 위한 난소 과자극으로 인해 난소가 커져 있거나 PCOS인 경우도 염전이 발생할 수 있음. 병변이 없는 난소나 난관인 경우, 자궁내막종(endometrioma) 등은 염전될 가능성이 낮음

2) 증상

(1) 급성 골반통: 일측으로 매우 심하고 지속적인 양상을 보이기도 하고, 가끔 염전이 부분적으로 있거나 풀릴 경우에는 증상이 다소 미약하고 간헐적인 통증이 발생함

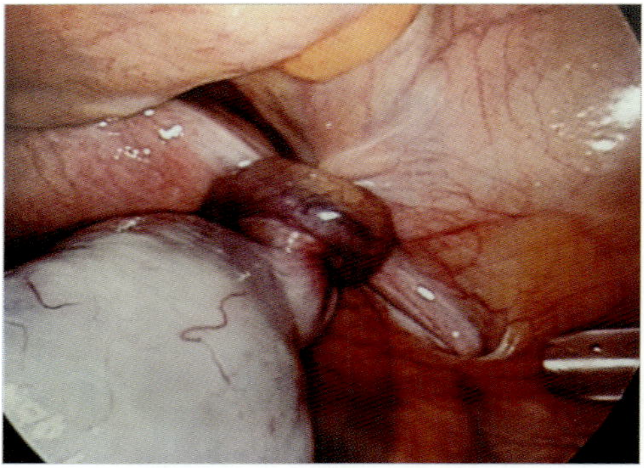

그림 3-3. 자궁부속기 염전의 수술 소견(이대목동병원 자료).

(2) 미열, 빈맥 등: 괴사가 진행된 경우

3) 진단

(1) 복부 신체 진찰: 염전이 있는 부위의 국소적인 압통과 반발통 확인

(2) 초음파(transvaginal sonography)

① 염전이 의심되는 쪽의 자궁부속기 혹 확인
② 염전으로 인한 혈액 및 림프액 저류로, 난소 및 난관의 edema가 관찰되기도 함
③ 도플러를 이용하여 난소낭종과 염전된 줄기의 혈관 꼬임을 찾는 경우 도움이 될 수 있음

(3) 혈액검사: 염전으로 인해 괴사가 일어나게 되면, 백혈구 증가(leukocytosis)가 동반

4) 치료

복강경 또는 개복술을 통한 낭종 절제수술 및 detorsion

참고문헌

1. Cunningham FG, Leveno KJ, Bloom SL, et al. Williams obstetrics. 25th ed. New York: McGraw-Hill; 2018.
2. 대한산부인과학회. 산과학. 제5판. 군자출판사; 2015.
3. 대한산부인과학회. 부인과학. 제5판. 군자출판사; 2015.
4. Jagtap SV, Aher V, Gadhiya S, et al. Gestational Trophoblastic Disease - Clinicopathological Study at Tertiary Care Hospital. J Clin Diagn Res. 2017;11(8):EC27-30.
5. Togas T. Ectopic pregnancy: Clinical manifestations and diagnosis [Internet]. [cited 2024 Jan 15]. Available from: https: //www.uptodate.com/contents/ectopic-pregnancy-clinical-manifestations-and-diagnosis?search=ectopic%20 pregnancy&source=search_result&selectedTitle=1~150&usage_type = default&display_rank=1
6. Gaies E, Jebabli N, Trabelsi S, et al. Methotrexate side effects: review article. J Drug Metab Toxicol. 2012;3(4):1-5.
7. Coomarasamy A, Devall AJ, Cheed V, et al. A randomized trial of progesterone in women with bleeding in early pregnancy. N Engl J Med. 2019;380(19):1815-24.

제2장

제2, 3삼분기

강병헌 (충남의대), 이경노 (충남의대),
이민아 (충남의대)

CHAPTER 04

짧은 자궁경부길이

Ultrasonographic short cervical length

- 단태아의 경우, 임신주수 24주 이전의 짧은 자궁경부길이가 측정되는 경우 자발적 조산의 위험도와 연관성이 높고, 이는 신생아 사망률 및 합병증 발생과 연관성이 높음
- 전형적인 임상증상은 없음. 요통, 골반통, 배변감, 질출혈, 및 질분비물 등이 동반 가능함
- 초음파검사에서 자궁경부길이가 25 mm 미만, 깔때기형 변화, 및 양막이 질 부위로 돌출된 소견보임
- 내진이나 질경검사상 양막의 팽윤여부 및 조기양막파수 여부 등을 반드시 확인해야 함
- 이전에 조산력이 없는 산모가 임신 16-24주 사이에 자궁경부길이가 25 mm 미만인 경우 프로게스테론 질정으로 조산을 감소시킬 수 있음
- 34주 이전에 자연조산력이 있는 단태임신부에서 임신 24주 이전에 자궁경부길이가 25 mm 미만인 경우 자궁경부원형 결찰술을 시행할 경우 조산을 감소시킴

1 정의

(1) 짧은 자궁경부의 길이의 정의도 논문에 따라 15 mm 미만, 20 mm 미만을 기준으로 보기도 함. 많은 가이드라인 및 교과서에서 임신 24주 이전에 질초음파로 측정한 자궁경부길이 25 mm 미만이 가장 많이 쓰임

(2) 단태아의 경우, 임신주수 24주 이전의 짧은 자궁경부길이가 측정되는 경우 자발적 조산의 위험도와 연관성이 높고, 이는 신생아 사망률 및 합병증 발생과 연관성이 높음

(3) 초음파로 측정된 짧은 자궁경부와 자궁경부무력증이 동일한 의미는 아님

2 질초음파로 자궁경부길이를 측정하는 방법

(1) 산모의 방광을 비운 후 검사해야 함(방광으로 인해 길어지므로 잘못된 측정 가능)

(2) 자궁경부가 화면의 3분의 2 정도 차지하도록 함

(3) 자궁경부의 internal os와 external os가 동시에 명확하게 보여야 함

(4) 자궁경부 internal os와 external os의 길이를 3번 측정하여 가장 짧은 길이를 택함

(5) 정상 자궁경부길이(그림 4-1)

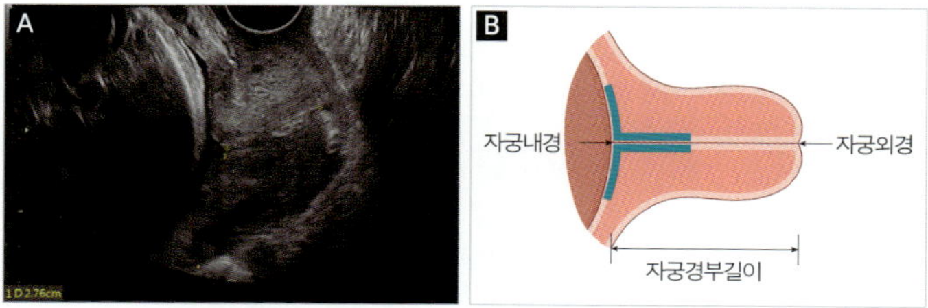

그림 4-1. 자궁경부의 길이 측정(출처: 산과학 6판).

3 자궁경부길이 측정의 적응증

(1) 복통, 출혈, 질 압박감, 질분비물 증가 등 증상이 있을 때 측정함

(2) 최근 무증상에서도 routine screening을 권장함. 짧은 자궁경부길이에서 조산 예방법들이 어느 정도 확립되면서, ISUOG 가이드라인 및 많은 전문가들이 모든 단태 임신부에서 임신 24주 이전 자궁경부길이 측정을 권장함. 국내는 24주 이전 중기정밀초음파 시 자궁경부길이 스크리링이 일반적으로 시행되고 있음

(3) 자연조산력이 있는 임신부는 자궁경부무력증을 조기에 진단하여 자궁경경부원형결찰술을 시행하기 위해 제2삼분기 초기부터 자궁경부길이를 주기적으로 추적관찰하는 것이 도움이 됨. ISUOG 가이드라인은 임신 14-16주부터 1-2주 간격으로 자궁경부길이 추적관찰을 권장함

4 치료

1) 프로게스테론

(1) 이전에 조산력이 없는 산모가 임신 16-24주 사이에 자궁경부길이가 25 mm 미만인 경우 프로게스테론 질정으로 조산을 감소시킬 수 있음

(2) 조산력의 유무에 따라 임신 16-24주 사이에 자궁경부길이가 26-29 mm인 경우 주기적인 관찰이 필요(그림 4-2)

(3) 조산의 과거력이 있는 경우 임신 14-24주 사이에 1-4주마다 자궁경부길이를 추적관찰 해야 함

(4) 임신 24주 이후의 자궁경부길이 측정에 대한 효용성에 대해서는 아직 정립되지 않음

(5) 다태임신에서 프로게스테론 질정의 효용성에 대한 부분은 정립되지 않았으나, 최근 메타분석 결과 쌍태임신에서 프로게스테론 질정이 조산을 감소시키는 것으로 확인되어 여러 가이드라인에서는 프로게스테론 질정을 고려하도록 하였으나, 투여 용량 등 치료방법에 대해서는 명확히 확립되어 있지 않음

(6) 17-alpha hydroxyprogesterone caporate 주사제는 2023년 4월 FDA 승인이 취소됨

2) 활동 제한

(1) 침상 안정(bed rest)과 같은 치료의 활동 제한 치료의 효과는 입증된 바 없음

(2) 실제 임상에서는 산모들에게 활동제한을 제안하는 경우가 많음

(3) 반면, 자궁경부길이가 짧은 산모들의 활동을 제한했을 때 조산의 빈도를 줄이는 보고는 없음

3) 자궁경부원형결찰술

(1) 자궁경부길이에 근거한 원형결찰술(ultrasound-indicated cerclage)

① 34주 이전에 자연조산력이 있는 단태임신부에서 임신 24주 이전에 자궁경부길이가 25 mm 미만인 경우 조산을 감소시킴

② 짧은 자궁경부길이가 관찰되면 신체진찰을 하여 자궁경부 개대 여부를 평가함. 자궁경부가 개대된 경우 자궁경부원형결찰술이 도움이 됨

(2) 쌍태아 및 다태아에서의 원형결찰술

① 자궁경부길이에 근거한 원형결찰술의 경우 교과서적인 적응증은 아님. 자궁경부봉축술을 하는 것이 조산 예방에 도움이 된다는 연구도 있고 조산을 예방하는 데 효과가 없다는 연구도 있음. 하지만 정립되지는 않음

② 이학적 검사로 자궁경부가 열려 있는 경우, 원형결찰술이 임신 기간 연장에 도움이 됨

③ 쌍태 및 다태 임신에서의 산과력에 근거한 원형결찰술은 교과서적으로는 권장되지 않음. 특히 쌍태 및 다태 임신이라는 이유로 수술이 적응증이 되지는 않음

(3) 페서리

① 자궁경부에 페서리를 삽입하여 조산을 예방(그림 4-2).

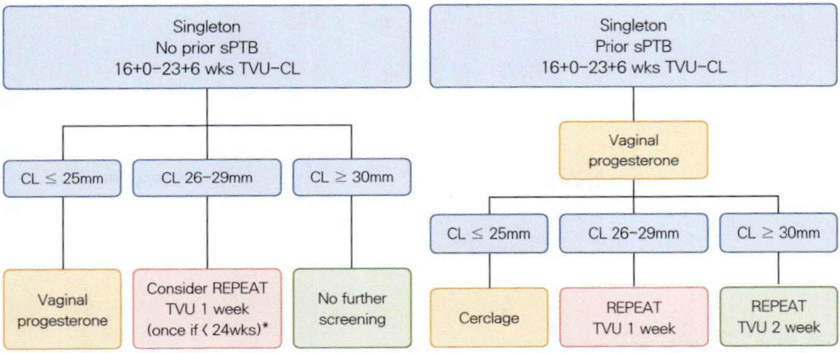

* 자궁경부무력증 발생률과 위험 요소에 따라, 자궁경부길이가 26-29 mm 안인 경우 추가적인 초음파 검사를 고려할 수 있음.

그림 4-2. 자궁경부길이 측정 및 프로게스테론 질정제 치료 대상자 감별 및 UIC를 위한 알고리즘.

② 이전에 조산력이 없는 산모가 임신 16-24주 사이에 자궁경부길이가 25 mm 미만인 경우에 bed rest와 비교한 RCT에서 조산을 감소시킨다고 하였으나, 2020년에 발표한 임신 16-24주 사이 자궁경부길이가 25 mm 미만인 경우 페서리의 효과를 비교한 RCT들의 메타분석에서는 유의미한 조산 감소는 없었음

5 자궁경부무력증(cervical insufficiency)

1) 진단

(1) 자궁경부무력증은 임신 중에만 진단 가능함. 임신 전 자궁에서의 검사는 도움이 되지 않음. 자궁경부무력증은 전형적 증상이 없고, 비특이적 증상으로 인해 진단이 늦어질 수 있음

(2) 자궁경부무력증 검사에는 내진, 초음파 검사가 있으며 질초음파검사가 유용함. 자궁경부길이가 짧아지는 것은 자궁경부무력증의 초기 양상일 수 있으므로 자궁경부길이가 짧을 때 자궁경부무력증을 감별진단해야 하나 진단이 어려움

(3) 내진도 필요하다고 판단될 경우 꼭 확인해야 함

(4) 자궁경부무력증을 고려해야 할 3가지 임상소견

① 임신 2삼분기 이후에 반복되는 임신 소실의 병력
② 임신 2삼분기 이후에 자궁수축 없이 자궁경부가 소실되거나 개대
③ 자궁경부무력증을 의심할 만한 병력이 있는 임신부의 초음파 검사에서 자궁경부가 점점 짧아짐

2) 빈도 및 위험인자

(1) 빈도는 다양하게 보고되고 있는데 모든 산모에서 100명 중 1명에서 2,000명 중 1명으로 보고됨

(2) 정확한 원인은 알려져 있지 않음

밝혀진 위험인자로는 아래와 같다.

① 이전 자궁경부 수술력
- 자궁경부절제술(trachelectomy), 자궁경부원추절제술 등

② 이전 임신 1, 2삼분기 유산 및 조산
③ 자궁경부 개대가 필요한 시술(e.g. 자궁경, 소파술)
④ 기타(자궁 기형, 다태아 임신)
- 전형적 증상이 없음. 무증상일 수도 있음
- 요통, 골반통, 배변감, 질 압박감, 생리통 유사 통증, 질출혈, 점액질 같은 질분비물 등이 동반가능함. 이러한 증상들은 정상 임신으로 인한 생리적 증상과 유사하므로 자궁경부무력증 진단이 간과될 수 있음

3) 치료

(1) 질식 자궁경부원형결찰술(cervical cerclage)

① 임신 중 가장 널리 사용되는 질식 자궁경부원형결찰술 2가지 방법은 맥도날드와 쉬로드카 기법임(그림 4-3)
② 질식 자궁경부원형결찰술 방법과 사용하는 봉합사 및 경부 봉합 횟수에 따른 차이는 없음
③ 질식 자궁경부원형결찰술은 시행시기 및 적응증에 따라 다음과 같이 분류

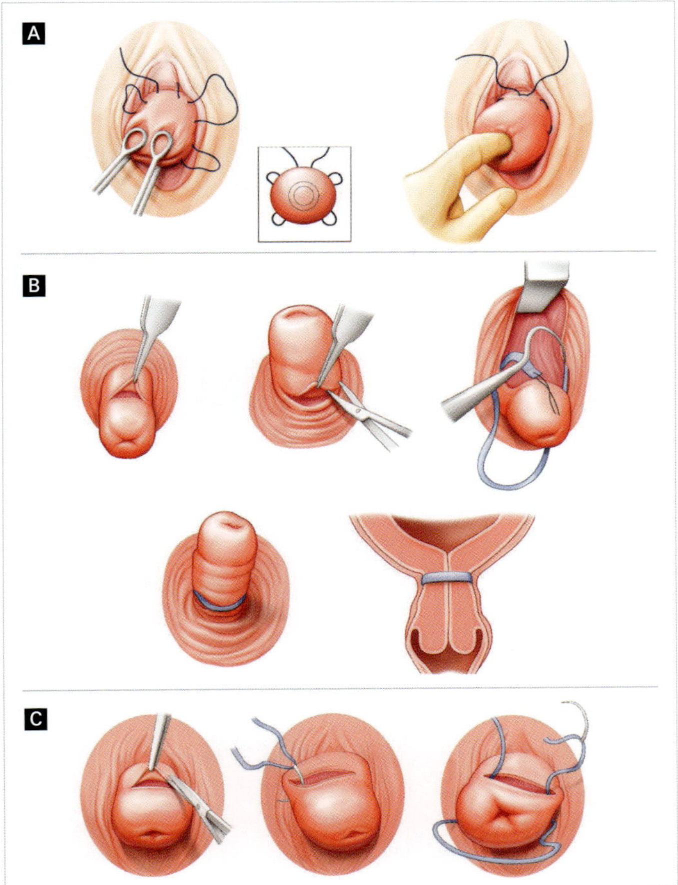

그림 4-3. A. 맥도날드 원형결찰술(McDonald cerclage). 봉합사가 자궁속구멍(internal Os) 가까운 주변을 4-6회 봉합하면서 통과하여 결과적으로 자궁경부를 원형으로 돌려 묶는 방법이다. B. 쉬로드카 원형결찰술(shirodkar cerclage). 자궁경부의 전후면 점막의 일부를 절개하여 박리한 후 봉합사가 자궁경부점막의 아래로 통과하여 자궁경부를 원형으로 돌려 묶는 방법이다. 결과적으로 봉합사가 질내로 노출되지 않는다. C. 변형된 쉬로드카 원형결찰술(modified Shirodkar cerclage). 자궁경부의 전면의 점막 일부만 절개 박리한 후 봉합사가 자궁경부 점막의 아래를 통과하여 자궁경부 후면으로 나오게 되어 후면에서는 봉합사가 질로 노출된다.

(2) 산과력에 근거한 원형결찰술(history-indicated cerclage)

산과력에 근거한 수술을 고려할 수 있는 산모는 다음과 같다.

① 1회 이상 진통이나 수축 및 태반 박리가 동반되지 않은 2삼분기 조산 또는 유산 병력이 있는 경우

② 미국산부인과학회 가이드라인의 경우는 1회 이상이지만 영국이나 캐나다 및 FIGO 가이드 라인의 경우 3회 이상의 2삼분기 조산 또는 유산병력이 있는 경우가 적응증

③ 이전 임신 때 2삼분기에 자궁경부개대로 원형결찰술을 받은 적이 있는 경우

④ 수술 시기: 일반적으로 임신 12-14주 사이에 시행됨

⑤ 조산력이 없는 산모의 경우 원추절제술만으로 원형결찰술 수술적응증은 아님

(3) 이학적 검사에 근거한 원형결찰술(physical examination-indicated cerclage)

① 자궁경부가 1 cm 이상 확장되어 있거나 또는 양막이 자궁경부 external os에서 관찰되거나 그 이상 내려와 있는 경우 수술의 적응증. 쌍태아 임신도 포함

② 24주 이전에 자궁경부 개대 및 양막팽윤이 발생하였을 때 응급 원형결찰술을 시행하면 임신기간 연장 및 임신예후가 향상된다고 보고되어 있음

③ 수술 전 양수 내 염증 및 감염여부를 확인하기 위해 양수천자를 시행할 수 있음

④ 양막을 밀어넣는 방법으로 트렌델렌버그 위치(trendelenburg position), 방광 내 식염수 투입(그림 4-4, 개비8판 그림 35.11), 폴리카테터, 스폰지 집게(sponge forcep)를 이용하여 넣는 방법 및 Lee's cerclage ballon(그림 4-5)을 이용하여 넣는 방법 등이 있음

⑤ 치료적 양수감압술도 고려할 수 있음

⑥ 24주 이후에 수술을 하는 경우가 있으나 아직 효과가 정립되지 않음

(4) 자궁경부길이에 근거한 원형결찰술(ultrasound-indicated cerclage)

① 34주 이전에 자연조산력이 있는 단태 임신부에서 임신 24주 이전에 자궁경부길이가 25 mm 미만인 경우

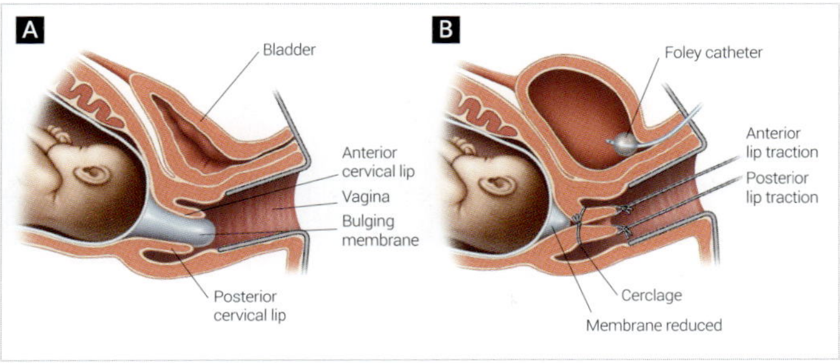

그림 4-4. 방광 내 식염수 주입을 이용한 수술 방법.

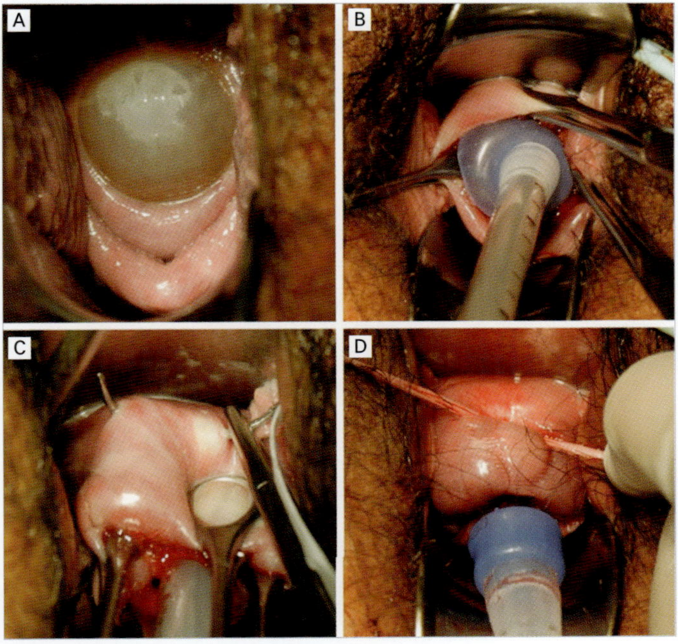

그림 4-5. Cerclage balloon을 이용한 수술 방법.

② 자연조산력이 없는 임신부의 자궁경부길이가 15 mm 미만 혹은 10 mm 미만인 경우, 자궁경부봉축술을 하는 것이 조산 예방에 도움이 된다는 연구도 있고 조산을 예방하는 데 효과가 없다는 연구도 있음. 하지만 정립되지는 않음

③ 24주 이후에 발견되는 짧은 자궁경부길이에 경우 자궁경부봉축술의 조산예방 효과가 정립되지는 않음

(5) 쌍태아 및 다태아에서의 원형결찰술

① 쌍태 및 다태 임신에서의 산과력에 근거한 원형결찰술은 교과서적으로는 권장되지 않음. 특히 쌍태 및 다태 임신이라는 이유로 수술이 적응증이 되지는 않음

② 이학적 검사에 근거한 원형결찰술의 경우 쌍태아 임신은 적응증에 해당됨

③ 자궁경부길이에 근거한 원형결찰술의 경우 교과서적인 적응증 아니나, 자궁경부봉축술을 하는 것이 조산 예방에 도움이 된다는 연구도 있고 조산을 예방하는 데 효과가 없다는 연구도 있음. 하지만 정립되지는 않음

(6) 수술 금기증 및 합병증

① 금기증: 자궁내 감염, 양막파수, 조기진통, 질출혈, 태아 기형, 자궁내 태아 사망 등

② 합병증: 자궁내 감염, 양막 파수, 조기진통, 자궁경부 손상 등

(7) 복식 자궁경협부원형결찰술(transabdominal cervicoisthmic cerclage)

① 자궁경부무력증 산모에서 1차적으로 시행되진 않음

② 선천적으로 짧거나 혹은 절단된 자궁경부(e.g. 자궁목절제술, 자궁경부원형절제술)

③ 이전에 질식 자궁경부원형결찰술을 시행했음에도 28주 이전에 분만한 경우

④ 자궁경부에 손상이 있거나 치유되지 않은 천공성 질 원개열상

⑤ 수술 방법은 개복, 복강경 둘 다 가능함

⑥ 수술 시기는 임신하기 전과 임신 10-14주에 시행 가능함

⑦ 분만은 반드시 제왕절개를 해야 하고 실은 분만하고 남겨두어도 됨

4) 병합 요법(dual therapy)

(1) 자궁경부원형결찰술과 프로게스테론 치료를 병합하는 경우. 이에 대해 아직은 가이드라인 없음

(2) 자궁경부길이가 짧거나 양막이 내려와 응급으로 원형결찰술을 시행한 경우 수술 후 프로게스테론의 사용이 조산예방에 도움이 된다는 연구들이 있음

5) Cerclage 전후 처치

(1) 자궁수축억제제(tocolytics)

① 수술 후 자궁수축이 확인되면 사용을 고려해 볼 수 있음

② 산모의 상태 및 임상의 선호도에 따라 ritodrine, magnesium 및 nifedipine 등을 사용함

(2) 항생제

① 원형결찰술 전후 항생제 사용에 대한 명확한 가이드라인은 없음

② 응급으로 수술한 경우에는 항생제 고려해 볼 수 있으나 산모의 상태 및 임상의 선호도에 따라 종류, 용량, 용법에 대해서는 상이함

③ 잠재성 자궁내 감염(subclinical intra-amniotic infection)은 자궁경부길이에 근거한 원형결찰술에서 1-2%, 이학적 검사에 근거한 원형결찰술의 경우 20% 이상에서 발생함. 필요할 경우 원형결찰술 시행전에 양수천자를 통하여 자궁내 감염 여부를 확인해야 함

(3) 수술 후 관리

① 수술 후 초음파검사로 자궁경부의 길이 확인이 가능함. 시행 빈도나 주기는 정립되지 않음(그림 4-5)

② 원형결찰술 후 양막이 다시 팽윤될 경우 재수술을 하는 것이 임신 예후에 도움이 된다는 연구는 있으나 정립되지 않음

③ 원형결찰술 후 조기양막파수된 산모의 경우 봉합사 제거에 대해서는 여러 가지 견해가 있으나 정립되지 않음

④ 원형결찰술 후 융모양막염이 의심되는 경우에는 봉합사를 제거

⑤ 원형결찰술 후 조기진통 발생 시 봉합사 제거

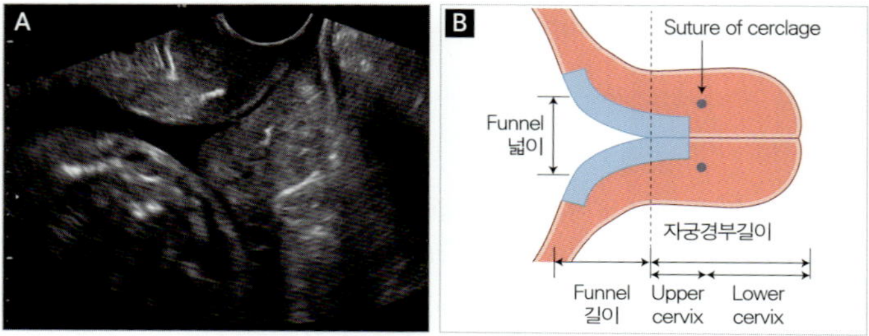

그림 4-6. 원형결찰술 시행 후 경과 관찰. 자궁경부 상부(upper cervix)는 원형결찰술 시술한 머실렌 실 위 부분의 자궁경부를 칭한다. 이 부분이 10 mm 이하로 짧아진 경우 조산의 위험이 증가한다. 화살표가 가리키는 점 모양의 증가된 음영이 머실렌 실이다 (출처: 산과학 6판).

⑥ 원형결찰술 후 특별한 합병증 없이 임신을 지속할 경우 36-37주에 봉합사 제거

⑦ 원형결찰술 후 제왕절개술이 예정되어 있는 경우에는 분만 후 봉합사 제거

참고문헌

1. 대한산부인과학회. 산과학. 제6판. 군자출판사; 2019.
2. ACOG Practice Bulletin No.142: Cerclage for the management of cervical insufficiency. Obstet Gynecol. 2014;123(2 Pt 1): 372-9.
3. ACOG Practice Bulletin No.234: Prediction and prevention of spontaneous preterm birth. Obstet Gynecol. 2021;138(6):945-6.
4. Althuisius SM, Dekker GA, Hummel P, et al. Final results of the Cervical Incompetence Prevention Randomized Cerclage Trial (CIPRACT): therapeutic cerclage with bed rest versus bed rest alone. Am J Obstet Gynecol. 2001;185(5):1106-12.
5. Aubin AM, McAuliffe L, Williams K, et al. Combined vaginal progesterone and cervical cerclage in the prevention of preterm birth: a systematic review and meta-analysis. Am J Obstet Gynecol MFM. 2023;5(8):101024.
6. Berghella V, Roman A, Daskalakis C, et al. Gestational age at cervical length measurement and incidence of preterm birth. Obstet Gynecol. 2007;110(2 Pt

1):311-7.

7. Berghella V, Tolosa JE, Kuhlman K, et al. Cervical ultrasonography compared with manual examination as a predictor of preterm delivery. American journal of obstetrics and gynecology. 1997;177(4):723-30.
8. Berghella V, Ludmir J, Owen J. Cervical insufficiency: Gabbe's Obstetrics: Normal and Problem Pregnancies. 8th ed. Saunders. 2020. pp. 645-62.
9. Bitar G, Sciscione A. The Compliance of Prescribed Activity Restriction in Women at High Risk for Preterm Birth. Am J Perinatol. 2022;39(1):54-60.
10. Boelig RC, Simhan HN, Berghella V. Prevention and Management of Preterm Parturition: Creasy and Resnik's Maternal-Fetal Medicine: Principles and Preactice. 9th ed. Saunders. 2023. pp. 688-722.
11. Conde-Agudelo A, Romero R, Nicolaides KH. Cervical pessary to prevent preterm birth in asymptomatic high-risk women: a systematic review and meta-analysis. Am J Obstet Gynecol. 2020;223(1):42-65.e2.
12. Conde-Agudelo A, Romero R, Rehal A, et al. Vaginal progesterone for preventing preterm birth and adverse perinatal outcomes in twin gestations: a systematic review and meta-analysis. Am J Obstet Gynecol. 2023;229(6):599-616.e3.
13. Di Renzo GC, Tosto V, Tsibizova V, et al. Prevention of Preterm Birth with Progesterone. Journal of Clinical Medicine. 2021;10(19):4511.
14. Enakpene CA, DiGiovanni L, Jones TN, et al. Cervical cerclage for singleton pregnant patients on vaginal progesterone with progressive cervical shortening. Am J Obstet Gynecol. 2018;219(4):397.e1-e10.
15. Giouleka S, Boureka E, Tsakiridis I, et al. Cervical Cerclage: A Comprehensive Review of Major Guidelines. Obstet Gynecol Surv. 2023;78(9):544-53.
16. Grobman WA, Gilbert SA, Iams JD, et al. Activity restriction among women with a short cervix. Obstet Gynecol. 2013;121(6):1181-6.
17. Gudicha DW, Romero R, Kabiri D, et al. Personalized assessment of cervical length improves prediction of spontaneous preterm birth: a standard and a percentile calculator. Am J Obstet Gynecol. 2021;224(3):288.e1-e17.
18. Gulersen M, Bornstein E, Domney A, et al. Cerclage in singleton gestations with an extremely short cervix (≤10 mm) and no history of spontaneous preterm birth. Am J Obstet Gynecol MFM. 2021;3(5):100430.
19. Gulersen M, Divon MY, Krantz D, et al. The risk of spontaneous preterm birth in asymptomatic women with a short cervix (≤25 mm) at 23-28 weeks' gestation. Am J Obstet Gynecol MFM. 2020;2(2):100059.
20. Gulersen M, Lenchner E, Nicolaides KH, et al. Cervical cerclage for short cervix at 24 to 26 weeks of gestation: systematic review and meta-analysis of randomized controlled trials using individual patient-level data. Am J Obstet Gynecol MFM. 2023;5(6):100930.

21. Hibbard JU, Tart M, Moawad AH. Cervical length at 16-22 weeks' gestation and risk for preterm delivery. Obstet Gynecol. 2000;96(6):972-8.
22. Jung EY, Oh KJ, Hong JS, et al. Addition of adjuvant progesterone to physical-exam-indicated cervical cerclage to prevent preterm birth. J Obstet Gynaecol Res. 2016;42(12):1666-72.
23. Larma JD, Iams JD. Is sonographic assessment of the cervix necessary and helpful? Clinical obstetrics and gynecology. 2012;55(1):324.
24. Lee KN, Whang EJ, Chang KH, et al. History-indicated cerclage: the association between previous preterm history and cerclage outcome. Obstet Gynecol Sci. 2018;61(1):23-9.
25. Ludmir J. Sonographic detection of cervical incompetence. Clinical Obstetrics and Gynecology. 1988;31(1):101-9.
26. Murakawa H, Utumi T, Hasegawa I, et al. Evaluation of threatened preterm delivery by transvaginal ultrasonographic measurement of cervical length. Obstet Gynecol. 1993;82(5):829-32.
27. Park JY, Jung YM, Kook SY, et al. The effect of postoperative vaginal progesterone in ultrasound-indicated cerclage to prevent preterm birth. J Matern Fetal Neonatal Med. 2021;34(15):2473-80.
28. Qiu L, Lv M, Chen C, et al. Efficacy of ultrasound-indicated cerclage in twin pregnancies: a retrospective case-control study matched by cervical length. Am J Obstet Gynecol MFM. 2023;5(3):100847.
29. Son GH, Chang KH, Song JE, et al. Use of a uniconcave balloon in emergency cerclage. Am J Obstet Gynecol. 2015;212(1):114.e1-4.
30. Song JE, Lee KY, Jun HA. Repeat cerclage prolongs pregnancy in women with prolapsed membranes. Acta Obstet Gynecol Scand. 2011;90(1):111-3.
31. Temming L, Mikhail E. Society for Maternal-Fetal Medicine Consult Series #65: Transabdominal cerclage. Am J Obstet Gynecol. 2023;228(6):B2-b10.
32. Tolosa JE, Boelig RC, Bell J, et al. Progesterone and cerclage reduce prematurity. the international collaborative for cerclage longitudinal evaluation and research (IC-CLEAR). Am J Obstet Gynecol. 2023;228(1):S22-S3.
33. Updated Clinical Guidance for the Use of Progesterone Supplementation for the Prevention of Recurrent Preterm Birth. ACOG Practice Advisory April 2023. Available from: https: //www.acog.org/clinical/clinical-guidance/practice-advisory/articles/2023/04/updated-guidance-use-of-progesterone-supplementation-for-prevention-of-recurrent-preterm-birth.
34. Zullo F, Di Mascio D, Chauhan SP, et al. Removal versus retention of cervical cerclage with preterm prelabor rupture of membranes: Systematic review and meta-analysis. Eur J Obstet Gynecol Reprod Biol. 2023;288:83-9.
35. Modified from ACOG practice bulletin 234, and Am J Obstet Gynecol. 2021;225(2):179.e1-e6.

김지회 (서울의대), 김혜민 (서울의대),
박중신 (서울의대), 박찬욱 (서울의대),
이승미 (서울의대), 이지선 (서울의대),
조희영 (서울의대)

CHAPTER 05

조기진통

Preterm labor

- 37주 미만에 규칙적인 자궁수축과 함께 자궁 경부의 변화가 동반되거나, 자궁경부 개대가 2 cm 이상인 경우 진단함
- 자궁의 과다신전, 물리적 스트레스, 자궁 내 감염, 출혈, 태반허혈, 자궁경부 기능 부전, 스트레스, 자궁 기형, 태아 기형 등이 원인이 됨
- 조기진통 임신부에서 주산기 예후를 향상시키기 위한 전략
  - 신생아에서 RDS를 감소시키기 위한 스테로이드 투여
  - 32주 이전 분만 예상 시 신생아 CP 예방을 위한 황산마그네슘 투여
  - 신생아 GBS 감염을 예방하기 위해 임신부에서 항생제 투여
  - 상급기관으로 전원(NICU 가능)

1 정의

(1) 조산: 임신 20주 0일에서 36주 6일 사이에 분만이 이루어지는 것

(2) 조기진통

① 규칙적인 자궁수축이 자궁경부의 변화(개대 또는 숙화)와 동반하는 경우

② 규칙적인 자궁수축과 함께 자궁 경부 개대가 2 cm 이상인 경우

(3) 조기진통으로 진단된 산모 중 실제로 7일 이내 분만을 하는 경우는 10% 미만임

2 원인

(1) 자궁의 과다 신전(다태임신, 양수과다), 물리적 스트레스, 자궁내 감염, 출혈, 태반 허혈, 자궁경부 기능부전, 스트레스, 자궁기형, 태아 기형 등의 경우 조기진통의 위험이 증가하며, 감염, 자가면역질환, 임신성 고혈압 등에 대한 모체의 이환도 조기진통의 위험을 증가시킴

① 자궁의 과다 신전 및 물리적 스트레스는 자궁근층에서 수축 관련과 단백질을 발현시킨다고 알려져 있음

② 자궁경부 기질의 세포외조직이나 상피의 기능부전이 조기진통의 기저 원인이 될 수 있음

③ 감염: 양수의 박테리아 감염이 확인된 경우(세균 배양 혹은 분자학적 방법으로)의 20-60%에서 34주 이전 조기진통이 발생하는 것으로 보고되어 있음

④ 산전 diethylstilbestrol 노출로 T-shape 자궁을 가진 여성에게서 조기진통의 위험이 증가하는 것으로 보고되어 있음

3 증상

자궁수축감, 골반의 압박감, 생리통 양상의 경련통 등 아래쪽의 통증이 전형적인 증상으로 나타남

4 진단

37주 미만에, 규칙적인 자궁수축이 자궁경부의 변화(개대 또는 숙화)와 동반하거나, 규칙적인 자궁수축과 함께 자궁 경부 개대가 2 cm 이상인 경우에 진단함

5 검사

(1) 골반 내진: 자궁경부의 개대 및 숙화 정도를 평가

(2) 자궁수축감시장치를 통한 자궁수축 평가

① 규칙적인 자궁수축이 항상 자궁경부의 변화로 이어지는 것은 아니며, 자궁경부 변화가 없는 상황에서 자궁수축억제제를 사용하는 것에 대한 근거는 없음

(3) 태아 파이브로넥틴 검사(fetal fibronectin test): 자궁경부 세포외기질의 변화 및 탈락막의 활성화 정도를 반영

① 50 ng/mL 이상을 양성으로 평가

② 양성예측도는 불량하여 처치를 결정하는 독립적 요인으로 사용하기에는 무리가 있으나 음성예측도는 높음

③ 이외에도 phosphorylated insulin-like growth factor-binding protein 1 (phIGFBP-1), placental alpha microglobulin 1 (PAMG-1) 등의 바이오마커에 대한 연구가 이루어져 왔으나, 진단적 가치는 수행된 연구의 대상 집단 및 다른 인자들에 따라 다양하게 보고됨

(4) 자궁경부길이 측정

① 제2삼분기(임신 18-22주)에 자궁경부길이를 측정하는 것은 자연적 조산의 발생을 예측할 수 있는 예측검사로 알려져 있음

② 복부초음파에 비해 질식초음파가 재현성이 더 높아, 질식초음파로 검사하는 것이 추천됨

③ 증상이 있는 여성들에게서 태아 파이브로넥틴 검사와 함께 시행되었을 때, 조기진통을 진단하고 조산을 예측하여, 불필요한 처치를 감소시키는 데 도움이 됨

④ 그러나, 태아 파이브로넥틴 검사와 마찬가지로, 자궁경부길이 측정 자체의 양성 예측도가 불량하여, 증상이 급히 발현된 상태에서 처치를 결정하기 위해 독립적인 요인으로 사용하기에는 무리가 있음

(5) 양수검사: 다음과 같은 목적으로 시행해 볼 수 있음

① 태아의 폐성숙 확인

- 출생 시의 재태주수가 태아 폐성숙의 가장 중요한 예측인자임
- 늦은 산전 관리로 재태주수가 명확하지 않거나, 재태주수와 태아의 예상체중의 차이로 재태주수가 정확하지 않은 것으로 추정되는 경우 양수검사를 통해 폐성숙을 확인하는 것이 치료 방침의 결정에 도움이 될 수 있음

② 양수내 감염의 확인

- 양막파열이 없는 조기진통 산모에게서 양수내 감염을 시사하는 소견
  - 이른 재태주수
  - 짧은 자궁경부길이
  - 자궁수축억제제의 사용에도 불구하고 진행하는 조기진통
- 이러한 경우 양수검사를 통해 자궁내 감염을 확인하여 항생제의 사용, 자궁수축의 억제, 분만 등의 결정에 참고할 수 있음
- 그러나 조기진통 환자에서 일률적으로 양수 천자를 시행하는 것은 권고되지 않음

6 치료

1) 양막파수가 없는 상태에서의 조기진통

(1) 태아 폐성숙을 위한 스테로이드 치료

① 조산의 위험성이 있는 임신부에게는 태아 폐성숙을 촉진시킬 목적으로 스테로이드 투여를 권고함

② 현재 권고사항

가. 단태아

- 임신 24 + 0주에서 34 + 0주 사이에 7일 이내에 조산할 위험성이 있는 임신부에게 단일 주기의 스테로이드 투여

- 임신 34 + 0주부터 36 + 6주 혹은 임신 23 + 0주부터 23 + 6주 사이의 임신부에게도 단일 주기의 스테로이드 투여 고려 가능

나. 다태아

- 단태아 결과를 바탕으로 금기 사항이 없는 한 태아 수에 관계없이 분만 위험이 있는 임신 24 + 0주에서 34 + 0주 사이의 모든 임신부에게 스테로이드를 투여할 것을 권고함
- 단, 다태아 임신의 결과 개선을 입증하기 위해서는 추가 연구 필요

③ 용법

가. 베타메타손(betamethasone) 12 mg을 24시간 간격으로 총 2회 근육주사 또는 덱사메타손(dexamethasone) 6 mg을 12시간 간격으로 총 4회 근육주사

나. 스테로이드 투여가 완료되지 못하더라도 효과적이므로 조산이 임박하거나 예측되는 경우에는 곧바로 투여를 시작하는 것이 중요

다. 구제요법(rescue therapy)

- 7일 이전에 스테로이드 투여가 되었던 임신부에서 임신 34주 이전에 분만할 위험성이 있는 경우 한 차례 더 스테로이드를 투여하는 것을 고려해야 함
- 단 34주 이후에 구제요법의 효과는 밝혀져 있지 않음

(2) Neuroprotection을 위한 황산마그네슘

① 극소저체중아에서 임산부가 조기진통 혹은 전자간증으로 인해 황산마그네슘으로 치료한 경우, 출생 후 3년까지 cerebral palsy의 발생율이 감소함이 보고됨

② Neuroprotection을 위한 황산마그네슘의 투여는 임신 22주까지는 권장되지 않으며, 임신 23주(23주 0일-23주 6일)는 투여를 고려할 수 있으며, 임신 24-32주에는 투여하도록 권장됨. 특히 subgroup analysis에서 24-28주 사이에 예방 효과가 뚜렷하게 보고됨

③ 치료 용량

가. 가이드라인에서 권고되는 투약 방법은 없으며, 선행 연구마다 다르게 사용됨

나. 24시간 이내 분만이 예상되는 시점에 투약이 권고됨

다. 권장 용량

- FIGO practice guideline / Gabbe's Obstetrics

- Loading dose: 4 g (정맥을 통해 20-30분간 천천히 투여)
- Maintenance dose: 시간당 1 g (intravenous)
- 분만 전까지 계속 사용하나, 분만하지 않은 경우 24시간 후에 중단

• BEAM trial / Williams Obstetrics

- Loading dose: 6 g (정맥을 통해 20-30분간 천천히 투여)
- Maintenance dose: 시간당 2 g (intravenous)
- 분만 전까지 계속 사용하나, 분만하지 않은 경우 12시간 후에 중단, 중단 후 6시간 경과한 시점에 다시 사용하게 되면 loading dose부터 다시 사용

(3) 항생제 치료

① 조기진통 임산부에서 임신기간을 연장하거나 신생아의 예후를 향상시킬 목적으로 항생제를 사용하지 않아야 함

가. 양막이 파수되지 않은 상태의 조기진통이 있는 임산부에서 항생제 치료가 임신을 연장시키거나 조산을 예방하지는 못함

② 단, 조기진통이나 자궁경부무력증 산모에서 양수내 감염이나 염증이 확인된 경우에는 항생제(Ceftriaxone, Clarithromycin, Metronidazole) 치료의 효용성이 보고되었으나, 추가 연구가 필요함. (양수내 감염을 확인하기 위해서 양수천자를 시행할 수는 있지만, 정례적으로 권고하지는 않음)

가. 양수내 감염을 치료하기 위한 항생제 권고 요법(표 5-1)

• Primary regimen

- Ampicilin: 2g IV (6시간 간격) & Gentamicin: 2 mg/kg IV loading 후 1.5 mg/kg (8시간 간격) 또는 5 mg/kg IV (24시간 간격)

• Alternative regimen

- Ampicillin-sulbactam: 3 g IV (6시간 간격)
- Piperacilin-tazobactam: 3.375 g IV (6시간 간격) or 4.5g IV (8시간 간격)
- Cefotetan: 2 g IV (12시간 간격)
- Ertapenem: 1 g IV (24시간 간격)

③ 분만이 진행 중인 조기진통 산모에게 Group B Streptococcus (GBS) 예방을 위한 항생제 투여는 필요함

표 5-1. 양수내 감염을 치료하기 위한 항생제 요법

Primary Regimen	
Recommended Antibiotics	Dosage
• Ampicillin and • Gentamicin	2 g IV every 6 hours 2 mg/kg IV load followed by 1.5 mg/kg every 8 hours or 5 mg/kg IV every 24 hours
Recommended Antibiotics (Mild Penicillin Allergy)	Dosage
• Cefazolin and • Gentamicin	2g IV every 8 hours 2 mg/kg IV load followed by 1.5mg/kg every 8 hours or 5 mg/kg IV every 24 hours
Recommended Antibiotics (Severe Penicillin Allergy)	Dosage
• Clindamycin or • Vancomycin and • Gentamicin	900 mg IV every 8 hours 1g IV every 12 hours 2 mg/kg IV load followed by 1.5 mg/kg every 8 hours or 5 mg/kg IV every 24 hours
Alternative Regimens	
• Ampicillin–sulbactam	3 g IV every 6 hours
• Piperacillin–tazobactam	3.375 g IV every 6 hours or 4.5 g IV every 8 hours
• Cefotetan	2 g IV every 12 hours
• Cefoxitin	2 g IV every 8 hours
• Ertapenem	1 g IV every 24 hours
Ceftriaxone, Clarithromycin, Metronidazole (CCM) Regimen	
• Ceftriaxone and • Clarithromycin and • Metronidazole	1 g IV every 24 hours 500 mg p.o. every 12 hours 500 mg IV every 8 hours

가. 조산아는 만삭아에 비해 특히 신생아 GBS 감염 위험이 높기 때문에 penicillin으로 intrapartum prophylaxis가 권고됨

- Penicillin에 과민반응이 없는 경우

- Penicillin G, 5 million units IV initial dose, then 2.5-3.0 million units every 4hrs until delivery, or Ampicillin, 2 g IV initial dose, then 1 g IV every 4hrs until delivery

나. 이는 양막파수가 동반된 경우에서도 3-7일간의 예방적 항생제 투여가 perinatal morbidity를 감소시킴

(4) 침상 안정, 수분 보충과 진정

① 침상안정: 효과 입증된 바 없음. 오히려 혈전색전증의 위험도가 증가함

② 수분 보충 vs. 진정제 사용 vs. 침상안정: 효과 입증된 바 없음

(5) 자궁수축억제제 치료

① 자궁수축억제제는 48시간 정도만 분만을 지연시킬 수 있음. 이 때문에 48시간 이후의 장기간의 사용은 권고되지 않음

② 자궁수축억제제의 금기(표 5-2)

- 자궁수축억제제를 사용할 때에는 임신부의 동반질환의 중증도, 사용 가능한 자궁수축억제제 등을 고려해야 함

③ 종류

가. 베타-아드레날린성 수용체 작용제: 리토드린(ritodrine), Terbutaline

- 베타-아드레날린성 수용체에 작용하여 세포 내 칼슘 농도를 낮추고 자궁근육의 활성화를 억제시킴

표 5-2. 자궁수축억제제의 금기증

자궁 내 태아 사망
생존할 수 없는 기형을 가진 태아
태아의 상태를 안심할 수 없는 경우(non-reassuring fetal status)
중증 전자간증 또는 자간증
임신부가 출혈로 인해 혈역학적으로 불안정한 경우
융모양막염
조기양막파수*
자궁수축억제제의 약제 특이적 금기증이 있는 경우

* 단, 임신부에게 현재 감염이 없다고 판단되는 경우에는 산모의 이송 및 태아 폐성숙을 촉진시킬 목적으로 사용할 수 있음

- 발생가능한 부작용
  - 임산부에서 흉통, 호흡곤란, 두근거림(palpitation), 진전(tremor), 두통, 저칼륨혈증, 고혈당, 오심 및 구토, 코막힘(nasal stuffiness), 고인슐린혈증, 폐부종, 심한 경우 사망 가능
  - 심한 부작용 발생 시, 약제 사용 중단 혹은 다른 약제로 변경해야 함
- 태아에 미치는 영향
  - 베타-아드레날린성 수용체 작용제: 태반 통과 가능
  - 태아의 빈맥 발생 가능, 분만 후 저혈당 및 고인슐린혈증의 원인이 됨
- 용량과 투여 방법
  - Infusion pump를 이용한 정주
  - 일반적으로 리토드린은 0.05-0.10 mg/min의 속도로 시작
  - 약 10-30분 간격으로 최고 0.35 mg/min까지 약 0.05 mg/min씩 증량

나. 황산마그네슘

- 황산마그네슘 사용의 적응증
  - 24-34주에 조산 가능성이 있을 때 산전 스테로이드 투약을 위한 임신의 연장
  - 32주 이전의 이른 조산 가능성이 있을 때 태아의 뇌 보호
  - 전자간증/자간증 산모에서 경련의 예방 및 치료
- 발생가능한 부작용
  - 임산부에서 화끈거림, 오심 및 구토, 근력 약화, 건반사 약화, 호흡 곤란, 구갈, 두통, 저혈압, 어지러움 등
  - 혈중 농도 증가 시 슬개반사 소실, 호흡 마비 등이 생길 수 있으므로 주의 깊은 모니터링이 필요함
  - 혈중 농도 10 mEq/L → patella reflex가 사라짐
  - 혈중 농도 12 mEq/L → 호흡마비 가능
  - Intoxication 발생 시 antidote: Calcium gluconate
- 태아에 미치는 영향
  - 조산아에서 사용 시 뇌성마비의 발생률을 줄이는 뇌 보호 효과가 있음

- 용량과 투여방법
  - 4-6 g의 부하용량(loading dose)을 약 20분에 걸쳐서 정주한 후
  - 시간당 1-2 g의 유지용량(maintenance dose)을 지속적으로 주입
  - 치료에 반응을 보이고 자궁수축이 시간당 4-6회 이하가 되면 약 12시간 정도 치료를 지속

다. 칼슘통로차단제: 니페디핀(nifedipine), 니카디핀(nicardipine)

- 세포 내로 칼슘의 유입을 억제함으로써 자궁 근육 수축을 억제시킴
- 발생가능한 부작용
  - 가장 잘 알려진 부작용: 저혈압
  - 두통, 홍조, 오심, 구토, 빈맥 등 발생 가능
  - 칼슘통로차단제와 황산마그네슘은 가급적 같이 사용하지 않아야 함
    - ▸ 두 약제 간의 상승 작용 가능
    - ▸ In-vitro study: 심폐기능을 심각하게 방해할 수 있음이 보고됨
- 태아에 미치는 영향: 특별한 위해 효과는 보고되지 않음
- 용량과 투여방법
  - 부하용량: 10 mg
  - 수축이 지속되면 20분 후 반복. 그래도 지속될 경우 20분 후 한 번 더 반복
  - 이후 4-6시간 간격으로 10-20 mg 투여

라. 프로스타글란딘 생성 억제제: 인도메타신(indomethacin)

- 프로스타글란딘: 정상 자궁수축 및 진통 발생에 중요 역할
  - 프로스타글란딘 생성 억제제: Arachidonic acid에서 프로스타글란딘으로의 합성과정을 억제함
- 다른 자궁수축억제제에 비해 모체에 대한 부작용이 적음
- 태아에 미치는 영향
  - 프로스타글란딘 생성 억제제는 태반을 통과함
  - 양수 감소, 자궁 내 동맥관 폐쇄, 신생아 괴사성 장염, 뇌실 내 출혈과 동맥관 개존증 등의 신생아 합병증이 발생 가능하다고 보고되기도 했으나, 다른 연구들에서는 유의한 연관성이 없다는 보고도 있음

- 용량과 투여방법
  - 부하용량으로 50 mg 혹은 100 mg 항문좌약 혹은 50 mg 경구 투여
  - 매 6시간마다 25-50 mg을 경구 투여
  - 단, 하루 투여 총량은 200 mg을 넘지 않아야 함
  - 양수의 양이 정상이고 자궁내 성장제한이 없는 32주 이전의 임산부로 국한해서 사용해야 하며 48-72시간을 넘지 않아야 함

마. 옥시토신 길항제: 아토시반(atosiban)

- 옥시토신 길항제: 자궁근육의 옥시토신 수용체에 대해 옥시토신과 길항적으로 작용하여 세포 내 칼슘 농도 증가를 억제하며 근육의 이완을 야기함
- 모체에 대한 부작용이 매우 낮음(가장 큰 장점)
- 태아에 미치는 영향
  - 24주 미만의 태아 혹은 영아 사망률이 증가한다는 보고가 있으나, 아토시반을 이용한 조기진통의 치료 성공률이 높고, 28주 이내 조산율도 유의하게 낮았음
- 용량과 투여방법: 연속적인 3단계 용법으로 투여
  - 1단계: 0.9 mL 정맥주사(bolus), 1분 이상 (용량 6.75 mg)
  - 2단계: 3시간 동안 부하 정맥 점적주입, 24 mg/hr (용량 18 mg/hr)
  - 3단계: 연속적인 정맥 점적주입, 8 mg/hr (용량 6 mg/hr)

7 입원 환자 관리

1) 자궁수축억제제 사용 - 6. (5) 참고

2) GBS 항생제

3) 자궁수축억제제를 사용함에도 수축이 지속될 경우→분만 진행

(1) 조산에서 제왕절개술의 적응증

① 조산 자체로 제왕절개술의 적응증에 해당하지 않음

② 산과적 적응증(제왕절개술의 적응증과 동일)
③ 태아 가사 또는 unfavorable한 자궁경부인 경우

(2) Delayed Cord Clamping (DCC)

① 2012년에, 미국산부인과학회에서 조산아에서 delayed umbilical cord clamping을 권고한다고 발표함
② 정의
가. Early cord clamping: 분만 후 30초 이내에 cord clamping 시행
나. Delayed cord clamping: 분만 후 30초 이후부터 5분까지로 얘기하지만, 60초에서 120초 사이에 가장 효과가 있음
③ 특징
가. Delayed cord clamping (DCC)를 한 조산아는 initial hematocrit, circulating blood volume, diastolic BP가 높아 특히 delivery room 내에서의 resuscitation을 덜 필요로 함
나. 단 이 경우에는 cord milking을 권고되지 않음

4) 분만 진행 시

(1) Resuscitation kit 준비

(2) 숙련된 산부인과의사, 신생아과 의사, 분만개조 간호사 참석

(3) 태아의 머리를 통제하고, 급격한 분만이 일어나지 않도록 주의

(4) 회음절개(episiotomy)를 충분히 시행함

(5) 흡입기(vaccum) 사용은 가능하면 피함

(6) 태아 머리가 압박되지 않도록 함

참고문헌

1. F. Gary Cunningham, Williams Obstetrics. 26th ed. McGrawHill; 2022.
2. 대한산부인과학회. 산과학. 제6판. 군자출판사; 2021.

3. Mark B Landon. Gabbe's obstetrics: normal and problem pregnancies. 8th ed. Elsevier; 2021.
4. American College of Obstetricians and Gynecologists. No.171. Management of Preterm Labor. 2016.
5. American College of Obstetricians and Gynecologists. No.231. Multifetal Gestations: Twin, Triplet, and Higher-Order Multifetal Pregnancies. 2021.
6. American College of Obstetricians and Gynecologists. No.713. Antenatal corticosteroid therapy for fetal maturation. 2017.
7. Rouse D J, Hirtz D G, Thom E, et al. A randomized, controlled trial of magnesium sulfate for the prevention of cerebral palsy (BEAM trial). New England Journal of Medicine, 2008;359(9): 895-905.
8. Shennan A, Suff N, Jacobsson B, et al. FIGO good practice recommendations on magnesium sulfate administration for preterm fetal neuroprotection. Int J Gynecol Obstet. 2021;155: 31-33. https: //doi.org/10.1002/ijgo.13856
9. Committee Opinion No. 712: Intrapartum Management of Intraamniotic Infection. Obstet Gynecol. 2017;130(2): e95-e101. doi: 10.1097/AOG.0000000000002236. PMID: 28742677.
10. Grether JK, Hoogstrate J, Walsh-Greene E, Nelson KB. Magnesium sulfate for tocolysis and risk of spastic cerebral palsy in premature children born to women without preeclampsia. Am J Obstet Gynecol. 2000 Sep;183(3):717-25. doi: 10.1067/mob.2000.106581. PMID: 10992199.
11. Nelson KB, Grether JK. Can magnesium sulfate reduce the risk of cerebral palsy in very low birthweight infants? Pediatrics. 1995 Feb;95(2):263-9. PMID: 7838646.

성지희 (성균관의대)

CHAPTER 06

조기양막파수

Premature rupture of membranes

- 조기양막파수는 전체 임신의 8-10%에서 발생하며 임신주수에 따라 감염성 주산기 합병증 및 사망의 주요한 원인임
- 양막파수부터 분만까지의 기간은 양막파수가 된 임신주수가 증가할수록 감소함
- 융모양막염이 흔히 발생하며, 양막파수 주수가 어릴수록 발생이 증가함
- 이전 임신에서 미숙아조기양막파수가 있었던 경우 다음 임신에서 재발할 위험이 높음
- 양막파수된 임신주수에 따라 기대요법이 가능하며, 폐성숙을 위한 산전 스테로이드 및 임신주수 연장을 위한 항생제 투여를 시행하여 신생아 합병증을 감소시킬 수 있음

1 정의

(1) 진통이 시작되기 전 양막파열이 일어나는 경우를 의미하며 전체 임신의 8-10%에서 발생

(2) 조기양막파수가 임신 37주 미만에 발생하면 미숙아조기양막파수(preterm premature rupture of membranes, PPROM)

2 원인 및 위험요인

(1) 원인: 만삭의 PROM은 양막의 생리적인 약화 및 자궁수축으로 인한 전단력이 작용하여 발생하는 반면, PPROM은 병리적인 여러 요인으로 인해 발생

(2) 위험요인: 이전 PPROM 기왕력, 이전 제2삼분기 분만, 짧은 자궁경부길이, 임신 제2, 3삼분기 출혈, 낮은 체질량 지수, 낮은 사회경제적 지위, 자궁의 과도한 팽창, 흡연, 자궁경부 원추절제술 또는 봉축술, 임신 중 폐질환, 결합조직질환, 조기진통

3 진단

(1) 질경검사로 질내에 양수가 고이는지, 자궁경부에서 양수가 흘러나오는지 확인

(2) 질분비물의 pH검사(nitrazine test): 수소이온농도지수(pH) 6.0-6.5 이상이면 황록색에서 푸른색으로 변함

Cf. 임신 중 질내 pH: 4.5-6.0, 양수 pH 7.1-7.3
(혈액, 정액, 알칼리성 소독제, 윤활제, 질염으로 인해 위양성 가능성 있음)

(3) 질분비물을 현미경으로 arborized branching crystals (ferning) 확인

(4) 초음파 검사를 추가로 할 수 있음

(5) Placental α-microglobulin 1 (PAMG-1, AmniSure(®)), insulin-like growth factor-binding protein 1 (IGFBP-1, Actim Prom® test)

(6) 내진은 진통(active labor) 중이거나 분만이 임박해 보일 때 시행함

4 경과

(1) PPROM 된 임신주수가 클수록 양막파열부터 분만까지의 기간이 짧아짐

(2) 34주 이전 PPROM: 50-60%가 1주 이내에 분만

① 제1삼분기 PPROM: 대부분 자궁수축 또는 감염이 발생하여 임신종결 되는 경우가 많음

② 제2삼분기 PPROM: 1주 안에 40-50% 분만, 70-80% 2-5주 내 분만

5 치료

1) 일반적 원칙

PPROM 확인되면 입원하여 정기적인 태아 성장확인을 위한 초음파, 태아심박동 모니터링, 산모 감염에 대한 확인(특히 발열)
만약 생존경계 이전 주수에 PPROM이 된 경우, 외래를 통한 감시도 가능함

2) 주수에 따른 치료

(1) 37 0/7주 이후

① 임신주수, 태아 선진부 확인

② 태아심박동 감시로 태아 상태 확인

③ 그룹 B 연쇄상구균(Group B Streptococcus, GBS) 예방(이전 배양 결과 또는 위험 요인에 따라)

④ 양수 내 감염이 있다면 광범위 항생제 투약

⑤ 분만

(2) 후기 조산(34 0/7-36 6/7주)

① 비정상 태아 상태, 양막내 감염, 태반조기박리 확인 시 분만

② 기대 요법 또는 분만: 대규모 무작위배정 연구 및 메타분석에서 기대요법을 시행했을 때, 바로 분만한 군과 비교하여 신생아의 패혈증 및 신생아 합병증에 차이가 없었고, 신생아의 호흡곤란증후군, 신생아중환자실 입원 위험 및 제왕절개의 위험이 더 낮았으나, 산모의 출혈 및 감염의 위험은 증가한 것으로 보고됨. 따라서 기대요법을 시행할 경우, 신생아와 산모의 위험과 이익을 확인하고, 명확한 산전상담을 하는 것이 필요함

③ 산전 스테로이드(이전 투약력 없고, 24시간 이후 7일 이내 분만이 예상되고, 융모양막염의 증거가 없다면 투약)

④ GBS 선별검사 및 예방

⑤ 양수 내 감염이 있다면 광범위 항생제 투여하며 분만 진행

(3) 조산(24 0/7-33 6/7주)

① 비정상 태아 상태, 양막내 감염, 태반조기 박리 확인 시 분만

② 기대 요법

③ 항생제 투여

④ 산전 스테로이드 투여

⑤ 양수 내 감염이 있다면 광범위 항생제 투여하며 분만 진행

⑥ GBS 선별 검사 및 예방

⑦ 신경보호 목적의 황산마그네슘 투여(32주 이전 분만이 기대되고, 금기증이 없을 때)

(4) 생존경계 주수(23-24주 미만)

① 환자상담

② 기대요법 또는 유도분만

③ 항생제 치료 고려(20 0/7 이후부터)

④ GBS예방, 산전 스테로이드, 자궁수축억제제, 황산 마그네슘 투여는 권고되지 않음

3) 항생제

(1) 목적: 상행감염의 치료 및 예방을 통한 임신 기간의 연장 및 주산기 감염 위험 및 합병증 감소

(2) 용법

① 명확한 용법으로 정해진 것은 없음

② ACOG 권고용법: 첫 48시간 동안 ampicillin 2 g, 6시간 간격 정맥주사 + erythromycin 250 mg, 6시간 간격 정맥주사 → 이후 5일간 경구 amoxicillin 250 mg 8시간 간격 + 경구 erythromycin base 333 mg 8시간 간격 투여

4) 폐성숙을 위한 스테로이드 치료

(1) 목적: 조산으로 인한 호흡곤란증후군, 뇌실내 출혈, 괴사성장염, 주산기 사망, 장기 신경학적 합병증 위험을 줄이기 위함

(2) 대상 및 용법

① 23 0/7-33 6/7주에 PPROM 된 경우, 1회의 스테로이드 치료를 시행함

② 34 0/7-36 6/7주: 이전 폐성숙을 위한 스테로이드 투약력이 없고, 24시간 이상/7일 이내 분만 예정인 경우 1회 투약

③ 1회 (single course): betamethasone (12 mg 근주, 24시간 간격 2회) 또는 dexamethasone (6 mg 근주, 12시간 간격 4회)

④ 산전 스테로이드 투약을 위해 분만을 연기해서는 안 됨

⑤ Repeated course에 대해서는 아직 논란이 있음

5) 신경보호를 위한 황산마그네슘

(1) 32주 이전에 분만이 예상되는 경우 투약하고, 뇌성마비의 위험을 줄이는 것으로 보고됨

(2) 용법: 명확하게 가이드라인으로 정해진 용법은 없음

예시) ① 20-30분 동안 6 g 일시 주입(loading dose) → 2 g/h 지속 주입, 12시간(분만이 곧 예상된다면 연장하여 투여)

② 투약 중단 후 6시간 이상 경과한 경우 loading dose 다시 투약함

- 황산마그네슘 10% 용액 3@ [6 g, 60 mL] + NS 100 mL mixed IV, 20-30분

- 황산마그네슘 50% solution 4@ [40 g, 80 mL] + NS 1 L mixed IV, 50 cc/hr (2 g/hr)

6) 자궁수축억제제

(1) 산전 스테로이드 투약, 산모의 이송을 위한 시간을 벌기 위해서는 투여 가능

(2) 양막내감염 또는 태반조기박리가 있을 때는 금기

(3) 임신 34 0/7-36 6/7주에는 투여 권고되지 않음

6 합병증

1) 융모양막염

(1) PPROM 산모에게서 가장 흔한 합병증(15-30%)

(2) 양수파열된 기간이 길어질수록, 임신주수가 어릴수록 위험이 증가

(3) 진단

① 발열 ≥ 39.0℃ 또는 발열 38.0 to 38.9℃ + 임상적 위험요인 1개 이상
- 임상적 위험요인: low parity, 잦은 내진, 자궁내 태아 감시 장치, 태변착색 양수, 질내 균(GBS, STD 등)

② 38도 이상의 발열과 다름 감염의 원인이 없는 상태에서 자궁압통, 산모 빈맥 또는 태아 빈맥이 동반될 때 진단, 임상 증상이 모호할 때는 WBC 확인이 도움됨

(4) 치료: 광범위 항생제 치료 및 분만

2) 태반조기박리

(1) PROM 산모의 4-12%에서 발생

(2) 태반조기박리가 PROM을 유발하기도 하고, PROM 이후 태반조기박리가 생기기도 함

3) 탯줄탈출

(1) 정의: 탯줄이 자궁경부를 통해 질내로 탈출되거나, 탯줄이 태아의 선진부 쪽에 위치하고 있는 경우

(2) 위험요인

① 두위태아가 아닐 때 잘 발생함

② 양수과다, 조기진통, 미숙아조기양막파수, 다태임신, 태아기형, 다수의 분만횟수, 출생체중 <2,500 g

(3) 임상증상 및 징후:

① 질내에서 탯줄이 촉진되거나 질 바깥으로 탯줄이 육안적으로 확인됨

② 갑작스럽고 심한 태아심박동감소와 태아서맥 또는 가변성 하강(variable deceleration)을 동반함

(4) 치료: 빠른 분만

① 태아가 사망한 상태가 아니라면 가장 빠른 방법을 통해 분만(질식분만이 빨리 이루어질 수 없는 상태라면 신속한 수술을 준비)

② 태아심박동이 양호(reassuring)하다면 부위마취를 고려할 수 있으나, 숙련된 마취과 의사와의 논의가 필요함

(5) 분만 전까지의 처치

① 탯줄 압박을 줄이기 위해 질을 통해 손으로 태아의 선진부를 자궁저부 쪽으로 올려줌

② 질 바깥으로 탈출한 탯줄을 질내부로 조심스럽게 넣고 따뜻한 식염수로 적신 거즈를 질내에 삽입, 탈출된 탯줄을 태아 선진부보다 높게 집어넣는 것은 권고되지 않음(탯줄을 최소한으로 처치함, minimal handling)

③ 산모는 trendelenburg position 또는 knee-chest position을 취함

④ 분만까지의 시간이 길어질 경우, 방광에 식염수 500-700 mL을 채워서 탯줄 압박을 감소시킬 수 있음

⑤ 태아심박동 저하가 회복되지 않으면 분만을 준비하는 동안 자궁수축억제제 투여를 고려해 볼 수 있음

4) 자궁내막소파술(D&C) 같은 시술을 요하는 잔류태반과 출혈(12%)

5) 산모 패혈증(0.8%)

6) 산모사망(0.14%)

7 예방

(1) 이전 임신에 PPROM으로 조산한 경우 다음 임신 시 PPROM으로 인한 조산할 위험이 3.3배, 28주 이전 PPROM 될 위험이 13.5배 증가함

(2) 이전 임신에 PPROM으로 조산한 경우 조산예방을 위한 progesterone 사용

(3) 임신 사이 기간이 6개월 미만이면 다음 임신에 부정적 영향을 줄 수 있음

참고문헌

1. 대한산부인과학회. 산과학. 제6판. 군자출판사; 2021.
2. Mark B Landon. Gabbe's Obstetrics: normal and problem pregnancies. 8th ed. Elsevier; 2021.
3. F Gary Cunningham, Williams Obstetrics. 26th ed. McGraw Hill; 2022.
4. Prelabor Rupture of Membranes: ACOG Practice Bulletin, Number 217. Obstet Gynecol. 2020;135(3): e80-e97. doi: 10.1097/AOG.0000000000003700. PMID: 32080050.

오민정 (고려의대), 정영미 (고려의대),
조금준 (고려의대)

CHAPTER 07

태아발육부전

Fetal growth restriction

- 태아발육부전이 의심되는 경우 정확한 임신주수의 확인이 선행해야 함
- 구조적 기형이 동반되거나 32주 이전의 태아발육부전, 양수과다증이 동반된 경우에는 유전자 검사를 고려해야 함
- 태아발육부전이 의심되는 경우 주기적인 초음파 검사를 통해 예상체중확인, 양수량 평가, 도플러 검사를 시행해야 함
- 태아발육부전 하나만으로는 제왕절개의 적응증이 되지 않음
- 태아의 주수, 예상체중의 백분위, 도플러, 비수축검사, 생물리학계수의 결과를 종합하여 분만을 결정해야 함

1 정의

1) 태아발육부전(fetal growth restriction)

태아의 성장이 지연되거나 정지하여 임신기간 동안 태아성장이 비정상적으로 제한되는 것을 말하며 예상 태아의 체중이나 배 둘레가 임신주수의 10백분위수 미만인 것으로 일반적으로 정의함

2) 부당경량아(small for gestational age, SGA)

출생체중이 해당 임신주수의 10백분위수 미만인 경우로 정의함

2 원인

1) 모체측 원인

임산부의 작은 체구, 영양 결핍, 모체의 혈관질환(고혈압성 질환, 당뇨, 만성 신장질환, 전신성 홍반성 루프스, 항인지질항체증후군 등), 만성 저산소증, 임산부의 약물 남용, 결핵과 매독과 같은 감염성 질환, 다태임신, 기형유발물질에 노출 등

2) 태아측 원인

염색체 이상의 태아, 태반 국한성 섞임증(confined placental mosaicism)을 가진 태아, 선천성 기형이 동반된 태아 등

3 태아발육부전의 평가

1) 우선적으로 고려할 사항

(1) 정확한 임신주수의 확인: 임신 1삼분기의 머리엉덩길이(crown-rump length, CRL)를 이용하여 측정하는 것이 가장 신뢰할 수 있는 방법임

2) 태아 성장의 평가

(1) 자궁저 높이(fundal height) 측정

① 24-38주 사이 자궁저의 높이를 확인하여 임신주수를 예측하거나 태아 발육부전을 평가할 수 있음. 하지만 비만, 자궁근종 등을 동반한 경우 오차가 있을 수 있으며 과학적 근거가 부족한 검사법임

(2) 초음파

① 태아의 성장이상을 평가하기 위해 사용하게 되는 신체계측지표로는 양쪽마루뼈지름(biparietal diameter, BPD), 머리둘레(head circumference, HC), 복부 둘레(abdominal circumference, AC), 대퇴골 길이(femur length, FL)가 일반적으로 사용됨

② 이를 이용하여 태아의 예상체중(estimated fetal weight, EFW)을 계산하거나 복부둘레가 10 퍼센타일 미만으로 의심되는 경우 추가적인 검사를 고려해야 함

③ 태아 성장에 대한 평가를 위해서는 연속적인 초음파 검사를 시행하는 것이 중요하며 미국산부인과학회에서는 3-4주 간격의 초음파 검사를 통한 태아의 성장 평가를 권고하고 있음

4 처치

1) 이전 임신에서 부당경량아를 출산한 경우

(1) 재발의 위험은 약 20%임

(2) 약물복용력과 과거 임신의 산과력을 확인하는 것이 필요

(3) 이번 임신에서 태아발육부전이 의심되지 않는다면 추가적인 검사는 필요하지 않음

(4) 태아 성장의 평가를 위해 주기적으로 연속적인 초음파 검사를 시행해야 함

2) 유전자 검사에 대한 상담이 필요한 경우

(1) 구조적 기형이 동반된 경우: 유전적 이상의 위험이 더 증가함

(2) 이른 임신시기부터 동반된 태아발육부전(32주 이전)

(3) 양수과다증이 동반된 경우

3) 태아발육부전 의심 상황에서 태아의 평가

(1) 정밀초음파를 이용하여 구조적인 태아 기형의 여부 확인

(2) 초음파를 이용하여 주기적인 생체계측을 통한 성장의 평가를 시행하고 양수량을 평가

① 양수량: 태아의 신혈류를 반영하므로 양수과소증은 저산소혈증에 의한 혈류의 재분배를 의미하며 신장혈류의 감소로 인해 태아의 소변 생성 감소 때문에 나타나게 됨

* 만약 구조적인 태아 기형이 동반되거나 양수과다증이 동반된 경우: 바이러스 감염에 대한 검사도 고려해야 함

(3) 도플러 검사: 주기적인 확인이 필요함

① 제대동맥의 도플러(umbilical artery doppler)

- 태반 혈류의 저항을 반영하기 때문에 도플러 검사를 통해 주산기 예후를 향상시킬 수 있으며 특히 분만 시기 결정에 유용하게 사용할 수 있음
- 이완기말 혈류의 소실 또는 역전의 비정상 파형은 태반동맥의 60-70%가 폐색되었을 때 나타나는 것으로 자궁 내 저산소혈증이 50-80%에서 동반되어 있고 주산기 사망률이 각각 4배, 10.7배 증가하는 것으로 보고됨

② 중간대뇌동맥 도플러(middle cerebral artery doppler)

- 자궁 내 성장제한태아가 저산소혈증에 적응하기 위해 주요 장기로의 혈액 재분배가 일어나게 되기 때문에 뇌 쪽으로 혈류가 증가하는 뇌 보존 현상으로 인해 중간대뇌동맥의 이완기말 혈류가 증가하여 박동지수(pulsatility index)가 감소함

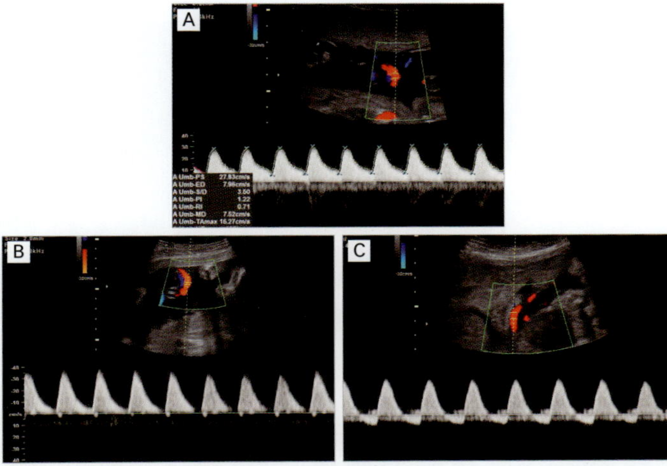

그림 7-1. 제대동맥 도플러 소견. 제대동맥 도플러 측정 시 floating 하는 혈관에서 측정해야 함. A. 정상 제대동맥 도플러 소견. B. 이완기말 혈류 소실. C. 이완기말 역전.

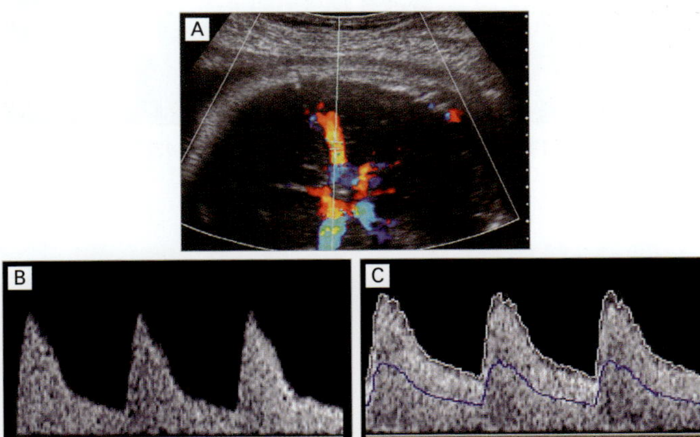

그림 7-2. 중간대뇌동맥 도플러 소견. A. 중간대뇌동맥 도플러 측정 위치. B. 정상 중간대뇌동맥 도플러 소견. C. 뇌보존으로 인해 이완기말 혈류가 증가하여 PI가 감소한 도플러 소견.

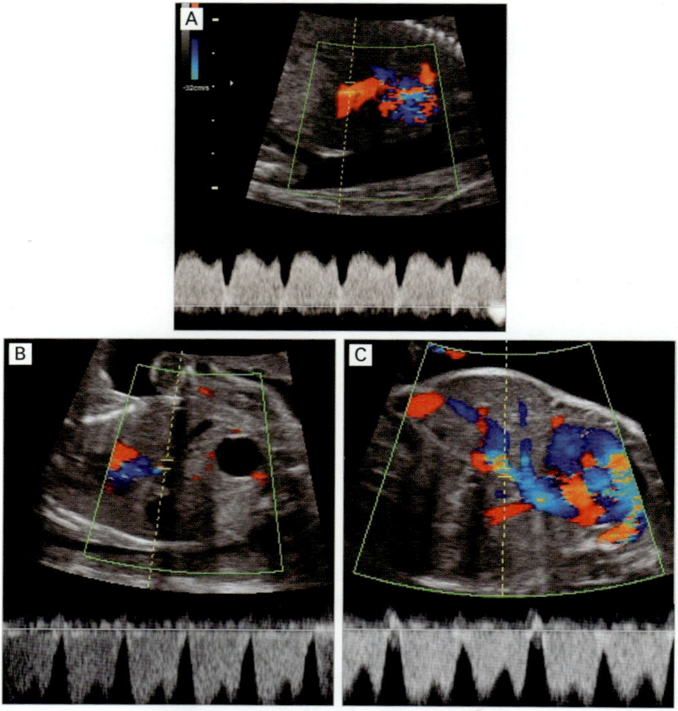

그림 7-3. 정맥관 도플러 소견. A. 정상 정맥관 도플러 소견. B. 심방기 혈류가 소실된 정맥관 도플러 소견. C. 심방기 혈류가 역전된 정맥관 도플러 소견.

③ 대뇌태반비(cerebroplacental ratio, CPR)

- 중간대뇌동맥의 박동지수(MCA PI) / 제대동맥의 박동지수(umbilical artery doppler PI)
- CPR이 임신주수의 5백분위 미만인 경우 뇌보존 현상이 발생하였다고 생각

④ 정맥관 도플러(ductus venosus doppler)

- 심근기능의 악화 및 산혈증을 반영

• 박동지수(pulsatile index)가 증가하고 심방기 혈류가 소실되거나 역전되는 소견이 이상소견으로 태아 산증을 시사할 수 있음

(4) 태아 감시: 비수축검사(nonstress test, NST)나 생물리학계수(biophysical profile, BPP)

① 모니터링의 간격은 태아발육부전의 심각한 정도와 제대동맥 도플러의 이상 정도에 따라 결정함

4) 태아발육부전 의심 상황에서 분만 시기와 방법의 결정

(1) 태아발육부전 하나만으로는 제왕절개의 적응증이 되지 않음

① 자연분만보다는 제왕절개를 고려해야 하는 상황: 분만 진통 전 태아의 acidemia가 의심되는 경우, 자발적인 late deceleration이 동반되는 경우, 태아 제대동맥 도플러에서 이완기말 혈류가 없거나 역전된 경우 → 이런 경우 반드시 제왕절개를 해야 하는 것은 아니나 bishop score, 양수지수, 분만 진행과정에서 난관이 예상되는 상황들을 고려하여 분만 방법을 결정해야 함

② 유도분만 과정에서 cervical preparation을 위해 prostaglandin을 사용할 때는 특히 주의를 요함. 정상 예상체중 범위의 태아보다 태아발육부전이 의심되는 경우에는 특히 late deceleration이 있을 경우 asphyxia의 위험이 높은 것으로 알려져 있음

(2) 미국산부인과학회의 권고안

① 단독으로 태아발육부전만 동반된 경우: 임신 38+0~39+6주

② 태아발육부전과 다른 위험인자 동반(양수량 감소, 도플러의 이상, 산모의 위험요인 동반): 임신 34+0~37+6주

(3) 미국모체태아의학회 권고안

① 태아 예상체중 3-10백분위이며 정상 제대동맥 도플러 소견: 임신 38+0~39+6주

② 태아 예상체중 3백분위 미만이며 정상 제대동맥 도플러 소견: 임신 37+0주

③ 제대동맥 도플러에서 이완기말 S/D, 박동지수(pulsatility index), 저항지수(resistance index)가 95백분위 이상인 경우: 임신 37+0주

④ 제대동맥 도플러에서 이완기말 혈류가 없는 경우: 임신 33+0~34+6주
⑤ 제대동맥 도플러에서 이완기말 혈류가 역전된 경우: 임신 33+0~32+6주

(4) 세계산부인과초음파학회 권고안

① 32주 이전 발생한 태아발육부전의 경우 아래의 상황에서 분만 고려 (early onset FGR)

가. 어떤 주수라도 모체측 적응증(심각한 임신중독증, HELLP 신드롬 등)이 동반되거나 산과적으로 분만이 필요한 상황

나. 24+0~25+6주: 환자 개별 상황에 맞춘 진료

다. 26+0주 이상: 반복적으로 관찰되는 자발적인 태아 심장박동수 감소 소견이 동반되는 경우, BPP 4점 이하인 경우

라. 26+0~28+6주: 정맥관 도플러에서 a-wave가 베이스라인과 동일하거나 역전된 경우 또는 태아 심장박동의 단기 변화(short term variation)가 2.6 ms 미만인 경우

마. 29+0~31+6주: 정맥관 도플러에서 a-wave가 베이스라인과 동일하거나 역전된 경우 또는 태아 심장박동의 단기 변화(short term variation)가 3.0 ms 미만인 경우

바. 32+0~33+6주: 제대동맥 도플러의 이완기말 혈류의 역전 또는 태아 심장박동의 단기 변화(short term variation)가 3.5 ms 미만인 경우

사. 34+0주 이상: 제대동맥 도플러의 이완기말 혈류의 소실 또는 태아 심장박동의 단기 변화(short term variation)가 4.5 ms 미만인 경우

② 32주 이후 발생한 태아발육부전 경우 아래의 상황에서 분만 고려(late onset FGR)

가. 어떤 주수라도 아래의 상황에서 분만 고려

- Spontaneous recurrent unprovoked deceleration
- BPP 4점 이하
- 모체측 적응증(심각한 임신중독증, HELLP 신드롬 등)이 동반되거나 산과적으로 분만이 필요한 상황
- 34주 이상에서 태아 심장박동의 단기 변화 (short term variation)가 4.5 ms 미만인 경우
- 이완기말 제대동맥 혈류의 소실 또는 역전

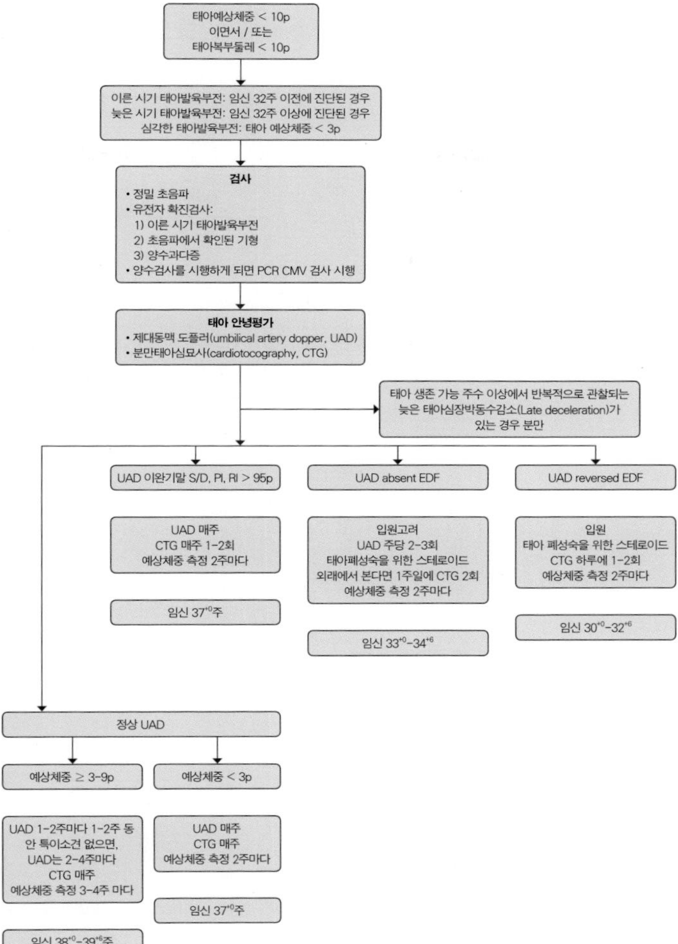

그림 7-4. 미국모체태아의학회(SMFM) 태아발육부전의 평가와 처치 알고리즘.

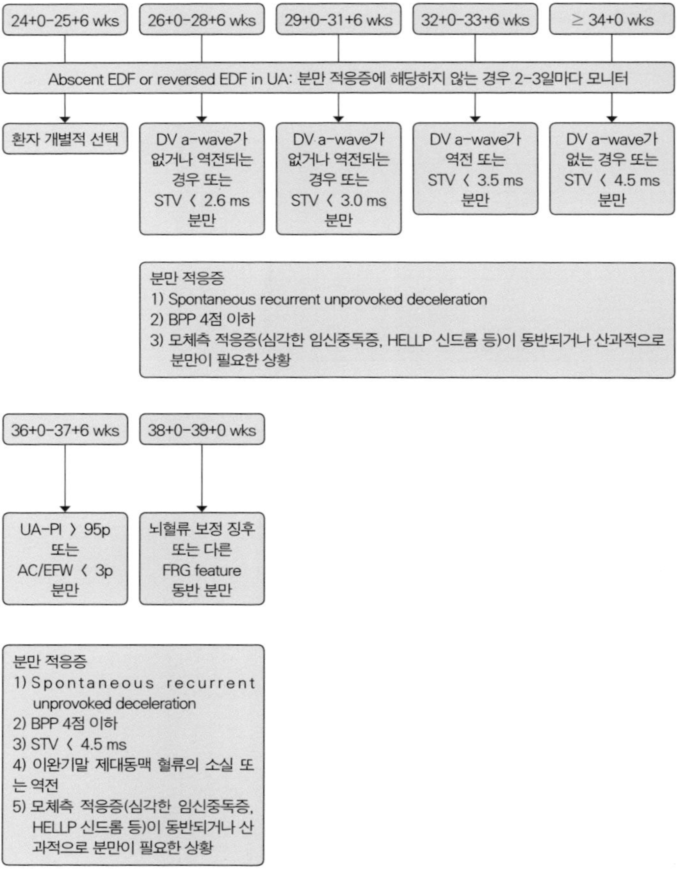

그림 7-5. 세계산부인과초음파학회(ISUOG) 태아발육부전의 평가와 처치 알고리즘.

나. 36+0~37+6주: 제대동맥 박동지수(pulsatile index)가 95백분위 초과이거나 AC/EFW가 3백분위 미만인 경우

다. 38+0~39+0주: 도플러에서 뇌혈류 재분배 소견이 나타나거나 다른 태아발육부전의 근거가 동반되는 경우

(5) 조산의 합병증 예방

① 임신 34주 이전의 분만이 예상되는 경우

가. 신생아중환자실의 병상 확인

나. 폐성숙을 위한 코르티코스테로이드를 산모에게 주사

다. 32주 이전 분만이 예상되는 경우: 태아 뇌보호를 위한 황산마그네슘 고려

② 34+0주에서 36+6주 사이의 분만이 예상되는 경우

가. 이전에 폐성숙을 위한 스테로이드를 사용하지 않았다면 후기조산기의 스테로이드 사용이 권고됨

5 예방

1) 영양보충이나 식이 관련 중재는 효과가 없음

2) 운동제한도 근거가 없음

3) 아스피린

(1) 이전에 부당경량아를 출산한 병력이 있는 경우 아스피린을 사용하는 것이 태반부전의 위험을 줄여 준다는 연구결과가 있으나 모든 환자에게 적용하기에는 아직 근거가 부족함

참고문헌

1. 대한산부인과학회. 산과학. 제6판. 군자출판사; 2021.
2. ACOG Practice Bulletin No. 227: Fetal Growth Restriction: Correction. Obstet Gynecol. 2021;137(4): 754. doi: 10.1097/AOG.0000000000004350. PMID: 33759827.
3. Dunn PM. The search for perinatal definitions and standards. Acta Paediatr Scand Suppl. 1985;319: 7-16. doi: 10.1111/j.1651-2227.1985.tb10102.x. PMID: 3868926.
4. Ananth CV, Vintzileos AM. Distinguishing pathological from constitutional small for gestational age births in population-based studies. Early Hum Dev.

2009;85(10): 653-8. doi: 10.1016/j.earlhumdev.2009.09.004. Epub 2009 Sep 27. PMID: 19786331.

5. Society for Maternal-Fetal Medicine (SMFM). Electronic address: pubs@smfm.org; Martins JG, Biggio JR, Abuhamad A. Society for Maternal-Fetal Medicine Consult Series #52: Diagnosis and management of fetal growth restriction: (Replaces Clinical Guideline Number 3, April 2012). Am J Obstet Gynecol. 2020;223(4): B2-B17. doi: 10.1016/j.ajog.2020.05.010. Epub 2020 May 12. PMID: 32407785.
6. Lees CC, Stampalija T, Baschat A, et al. ISUOG Practice Guidelines: diagnosis and management of small-for-gestational-age fetus and fetal growth restriction. Ultrasound Obstet Gynecol. 2020;56(2): 298-312. doi: 10.1002/uog.22134. PMID: 32738107.

한유정 (차의과학대)

CHAPTER 08

양수과다증 및 양수과소증

Polyhydramnios·Oligohydramnios

- 정의
  - 양수과다증: 단일최대양수포켓 > 8 cm, 양수지수 > 24 cm
  - 양수과소증: 단일최대양수포켓 < 2 cm, 양수지수 < 5 cm
- 원인들에 대한 감별진단이 중요하며, 정밀초음파검사를 통하여 태아기형유무를 확인해야 함
- 대부분은 원인불명으로 발생하며, 경한 양수과다증이나 양수과소증은 대부분 예후가 양호함

1 정의

(1) 양수과다증은 단일최대양수포켓(single deepest vertical pocket, SDP)이 8 cm 초과, 양수지수(amniotic fluid index, AFI)가 24 cm 초과인 경우로 정의함

(2) 양수과소증은 단일최대양수포켓이 2 cm 미만, 양수지수가 5 cm 미만인 경우로 정의함

2 원인

1) 양수과다증

(1) 특발성 양수과다증: 전체 양수과다증의 50-60%를 차지

(2) 태아기형

① 중추신경계: 무뇌아, 뇌류, 척추갈림증, 후두공뇌탈출기형, 통앞뇌증, 수두증, 작은머리증, 대뇌동정맥기형, Dandy-Walker 기형

② 얼굴과 목: 갑상샘종, 작은턱증, 목종양, 림프물주머니, 입천장갈림증, 선천성상기도폐쇄

③ 심혈관계: 심장딴곳증, 심장종양, 동맥관무발생, 부정맥

④ 호흡기계: 물가슴증, 기관지허파분리증, 선천성낭성샘모양기형, 횡격막탈장, 기관지무발생증

⑤ 위장관계: 식도폐쇄증, 샘창자폐쇄증, 빈돌창자폐쇄증, 선천성거대결장증, 고리이자, 배꼽탈장, 배벽갈림증, 태변복막염

⑥ 비뇨기계: 물콩팥증, 신우요관이행부막힘증, 중간막성콩팥종

⑦ 근골격계: 근긴장성이영양증, 관절굽음증, 불완전골형성증, 연골무형성증, 저인산증, 점삼연골 형성장애, 짧은늑골다지증후군, Campomelia 형성장애, Thanatophoric 형성장애

(3) 임신부의 당뇨병

(4) 다태임신: 쌍태아수혈증후군의 수혈아

(5) 태아감염

(6) 태아빈혈

2) 양수과소증

(1) 특발성 양수과소증이 전체 임신의 0.5-5%를 차지

(2) 태아기형

① 양측성 신무형성증, 상염색체 열성 다낭성 신질환, 다낭성신이형성증, 요로계 폐쇄

(3) 양막파열

(4) 자궁태반순환부전

(5) 임신부 약물복용: 안지오텐신전환효소 억제제, 안지오텐신수용체차단제, 비스테로이드물질

(6) 쌍태아수혈증후군의 공혈아

3 증상

1) 양수과다증

임신부의 호흡장애, 비정상태위, 조산, 조기양막파수, 탯줄탈출증, 태반조기박리, 산후자궁이완 등이 발생할 수 있음

2) 양수과소증

특별한 증상은 없음

표 8-1. 양수과다증의 분류

	양수지수(AFI)	단일최대양수포켓(SDP)	전체 양수과다증에서의 발생빈도
경증	23.0-29.9	8-11	65-70%
중증도	30.0-34.9	12-15	20%
중증	≥ 35.0	≥ 16	< 15%

4 진단

1) 초음파검사로 양수량을 측정

(1) 양수과다증: 단일최대양수포켓 > 8 cm, 양수지수 > 24 cm

(2) 양수과소증: 단일최대양수포켓 < 2 cm, 양수지수 < 5 cm

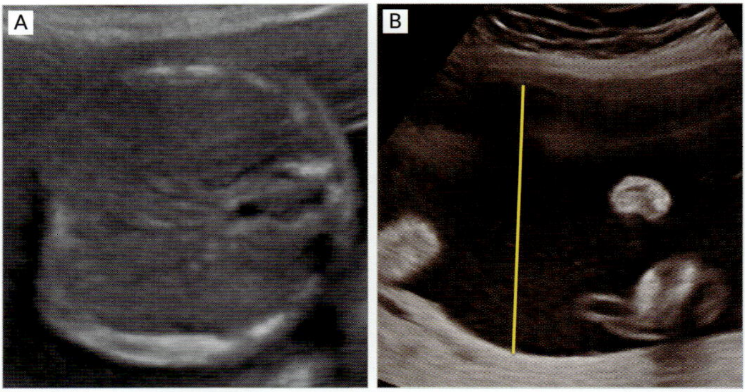

그림 8-1. 식도폐쇄증이 동반된 양수과다증. A. 복부횡단면에서 위가 확인되지 않음. B. 단일최대양수포켓 측정(SDP 8.36 cm).

5 검사

(1) 원인들에 대한 감별진단이 필요함

(2) 정밀초음파검사를 시행하여 동반가능한 태아기형 유무를 확인해야 함(그림 8-1)

(3) 태아수종이 동반된 양수과다증인 경우, 임신부의 항체선별검사나 태아감염을 배제하기 위하여 TORCH (toxoplasmosis, rubella, cytomegalovirus, herpes) 검사를 시행함

(4) 양수과소증의 경우, 임신부 병력 확인 및 신체검진을 통해 고혈압 등의 태반이상과 약물복용력, 양막파열을 감별함

6 치료

1) 양수과다증

(1) 경과관찰: 경한 특발성 양수과다증의 경우 약 50%는 호전되며, 무증상 특발성 양수과다증은 정기적으로 양수량을 측정하며 경과 관찰함

(2) 양수천자술: 복부 불편감이나 호흡곤란 등의 증상이 있는 경우에 고려할 수 있음. 20-30분 동안 1-2 L의 양수를 천천히 배액함. 조기분만진통, 조기양막파수, 태반조기박리 등의 위험이 있으므로 주의해야 함

(3) 약물 치료(프로스타글란딘 저해제): 인도메타신을 경구복용하면 태아 신장 혈류량이 감소하여 소변배출량이 줄면서 양수량을 감소시킴. 그러나 임신주수가 증가하면 태아동맥관수축의 위험도가 증가하여 임신 32주 이상에서는 추천되지 않음

2) 양수과소증

(1) 경과 관찰: 경계성 양수과소증은 대부분 예후가 양호함. 임신주수에 따라 비수축검사, 생물리학계수, 도플러 혈류검사를 포함한 초음파 검사 등을 주기적으로 시행함. 임신부와 태아의 상태에 따라 분만 시까지 일주일에 한 번이나 두 번 비수축검사와 양수량을 측정함

(2) 양수주입술: 식염수를 양막내에 주입하면 일시적으로 양수량이 증가해 보이나 며칠 내에 다시 양수량이 감소함. 양수주입술 후 일시적인 양수량 증가로 초음파의 시야가 확보되어 태아 기형 진단율을 향상시킬 수 있음

(3) 임신부의 수액공급: 특발성 양수과소증의 임신부에게 2 L의 저장성의 수액을 경구 또는 정맥내 투여한 경우에 양수량을 증가시켰다는 보고도 있었으나, 양수량의 증가가 임신 예후를 향상시킬 수 있는지에 대해서는 현재까지 명확하지 않음

7 분만시기

1) 양수과다증

(1) 경한 특발성 양수과다증: 임신부나 태아의 특별한 분만적응증이 없는 경우에 39주 이전에 유도분만을 고려하지 않음

(2) 중증의 양수과다증: 태아 기형이 동반되는 경우가 높아 3차기관에서 분만하는 것을 고려함

2) 양수과소증

(1) 특발성 양수과소증: 임신부와 태아에 특별한 합병증이 없는 경우 36주 0일-37주 6일 시기에 분만이 권유됨

(2) 자궁내성장지연이나 임신부 고혈압등 합병증이 동반된 양수과소증: 해당 상황에 따라 분만시기를 결정함

참고문헌

1. 대한산부인과학회. 산과학. 제6판. 군자출판사; 2021.
2. 대한산부인과초음파학회, 초음파 이상태아의 진단과 상담. 군자출판사; 2020.
3. Pryde PG, Hallak M, Lauria MR, et al. Severe oligohydramnios with intact membranes: an indication for diagnostic amnioinfusion. Fetal Diagn Ther. 2000;15(1):46-9.
4. Gizzo S, Noventa M, Vitagliano A, et al. An Update on maternal hydration strategies for amniotic fluid improvement in isolated oligohydramnios and normohydramnios: evidence from a systematic review of literature and meta-analysis. PLoS One. 2015;10:e0144334
5. Society for Maternal-Fetal Medicine. SMFM consult series #46: Evaluation and management of polyhydramnios. Am J Obstet Gynecol. 2018;219(4):B2-8.

고현선 (가톨릭의대), 박인양 (가톨릭의대),
홍수빈 (가톨릭의대)

CHAPTER 09

전치태반

Placenta previa

- 전치태반은 초음파상 자궁경부를 덮고 있는 태반을 확인하여 진단
- 전치태반이면서 이전 제왕절개술 병력이 있는 경우 태반유착스펙트럼의 위험성이 증가
- 출혈이 있는 경우 산모 활력징후 평가 및 태아 안녕평가가 필요
- 합병증이 없는 전치태반의 경우 임신 36-38주에 제왕절개분만, 태반유착스펙트럼의 경우 임신 34-37주에 제왕절개분만 고려
- 출혈에 대한 충분한 대비(정맥 주사 확보, 혈액 준비) 및 산후출혈 시 적절한 치료가 필요

1 정의

(1) 전치태반(placenta previa)은 자궁경부 입구를 태반이 덮고 있거나 걸치고 있는 상태를 의미하며 0.5% 산모에서 발생하고 분만 시 출혈 위험성이 높음

(2) 태반유착스펙트럼(placenta accrete spectrum, PAS)은 드문 질환이지만, 전치태반과 합병될 수 있으며, 이전 제왕절개술 병력이 있는 경우 위험도가 증가함

2 구분

1) 전치태반(placenta previa)

(1) 전치태반(placenta previa): 태반의 끝부분이 자궁경부를 완전히 혹은 부분적으로 덮고 있는 경우

(2) 하위태반(low-lying placenta): 태반의 끝부분이 자궁경부 입구로부터 2 cm 이내 위치한 경우

2) 태반유착스펙트럼(placenta accrete spectrum)

(1) Placenta accreta: 근층에 태반이 부착

(2) Placenta increta: 근층 안쪽까지 태반이 침투

(3) Placenta percreta: 근층을 뚫고 serosa까지 태반이 침투

3 진단

1) 전치태반

(1) 초음파 소견(초음파 사진)

① 질식초음파에서 태반이 자궁경부를 덮고 있거나 2 cm 미만에 존재하면 진단

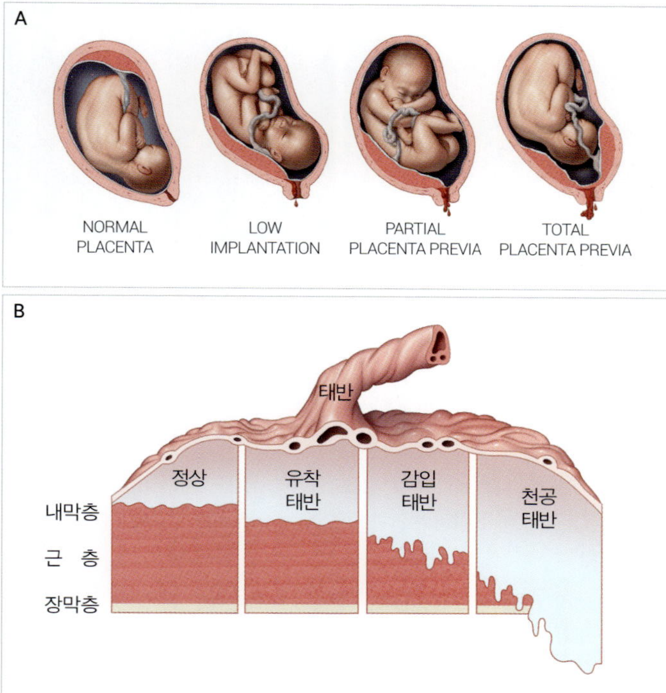

그림 9-1. A. 전치태반. B. 태반유착스펙트럼.

② 임신 중기 정밀초음파에서 아래와 같은 소견이 보이면 의심하나 임신후기가 될수록 태반의 위치가 자궁기저부로 올라갈 수 있으므로 28-32주에 다시 한번 확인하여 진단함(그림 9-2)

(2) 증상

① 통증 없는 출혈이 가장 특징적인 증상

② 증상으로 진단하지 않으나 대량출혈이 일어날 수 있고 이 경우 산모혈압 하강 및 태아 서맥 등이 나타날 수 있음

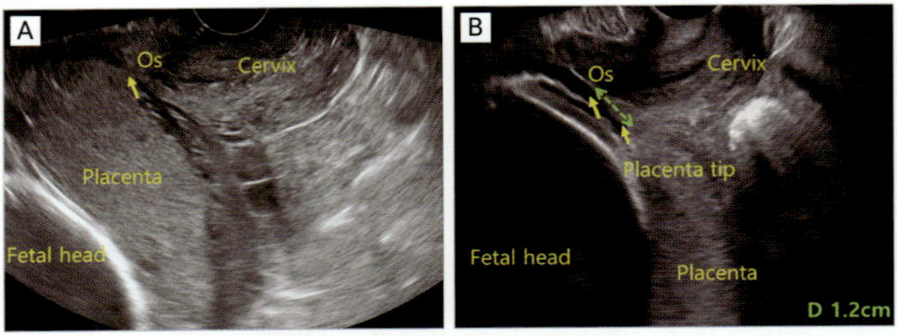

그림 9-2. 전치태반과 하위태반. 전치태반은 자궁경부를 태반이 덮고 있으며 하위태반은 경부입구로부터 2 cm 이내에 태반 끝이 확인됨.

2) 태반유착스펙트럼

(1) 초음파 소견

① 초음파로 태반유착스펙트럼을 진단하는 것은 어려우나 아래와 같은 소견(표 9-1)을 통하여 의심할 수 있음

(2) MRI

① MRI가 초음파보다 진단에 우월하지 않으나 태반 위치가 뒤쪽이거나 산모가 비만하여 초음파로 태반유착을 확인하기 어려운 경우 도움이 됨

② 유착태반 소견은 초음파와 유사하며 다음과 같은 소견을 보임

가. Myometrial thinning

나. Loss of retroplacental dark zone

다. Abnormal intrapalcental and subplacental vascularity

라. Placental bulge or focal exophytic mass

마. Bladder wall interuption

③ 전치태반이거나 유착태반이 의심되는 경우 2024년 기준 MRI는 보험 적용됨

표 9-1. 태반유착스펙트럼 초음파 소견

소견	초음파 사진
Loss of clear zone	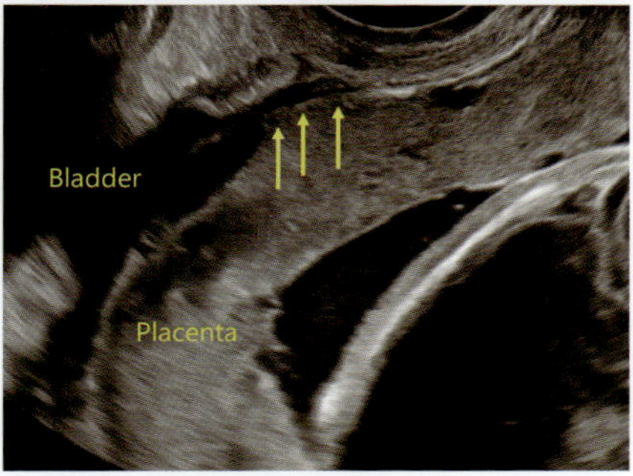
Myometrial thinning	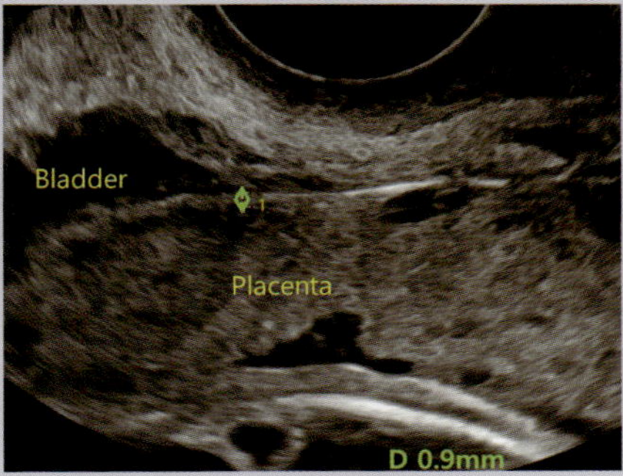
Multiple placental lacunae	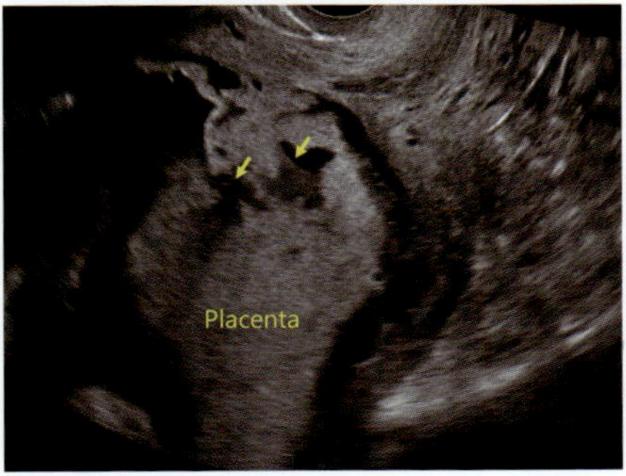

소견	초음파 사진
Bladder wall interruption or placental bulge	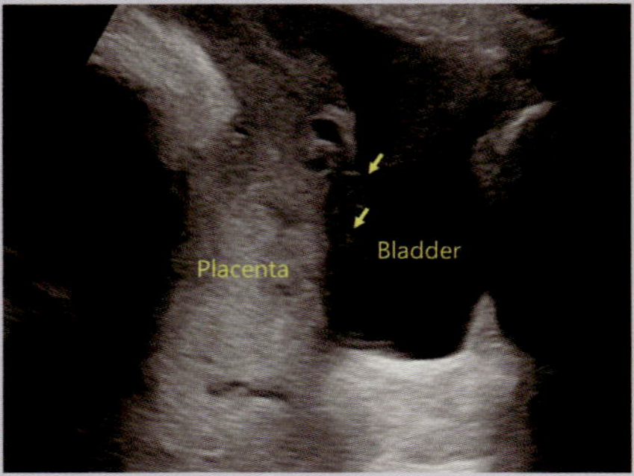
Uterovesical or subplacental hypervascularity	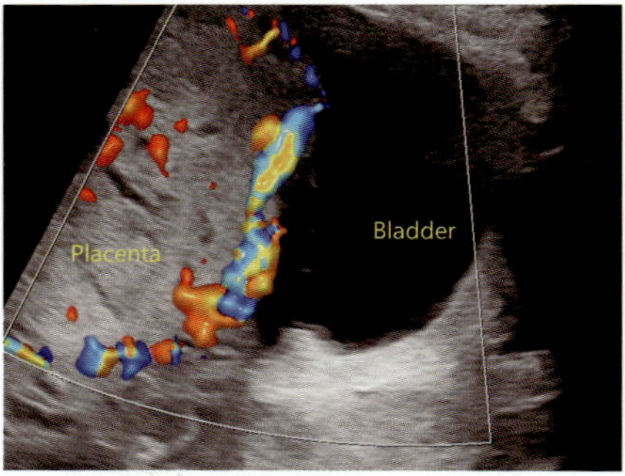

4 치료

1) 전치태반 및 하위태반

(1) 분만주수

① 출혈이 많거나, 태아안녕평가에서 이상이 있는 경우 36주 이전에도 분만 고려

② 합병증이 없는 경우: 임신 36주 0일-임신 38주 0일

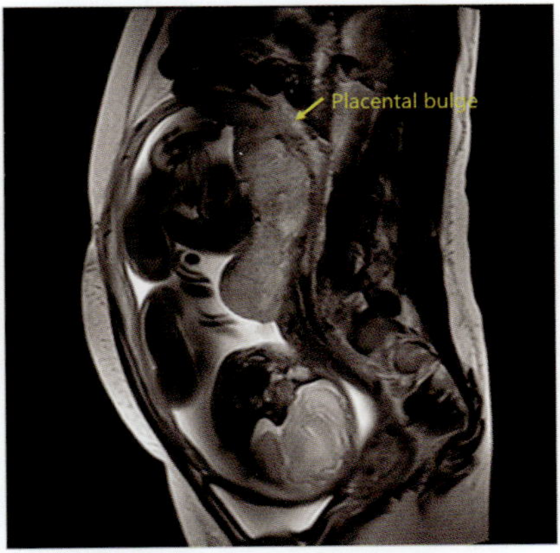

그림 9-3. 전치태반이 없는 태반유착스펙트럼 MRI 사진. 근종수술 기왕력 있는 33주 산모로 MRI에서 myometrium thinning 있으며 Placental bulge 소견 보여 Placenta accreta 의심하 제왕절개 시행하였고 Placenta accreta 소견 확인됨.

(2) 분만방법

① 제왕절개 수술 전 충분한 정맥주사 경로 확보, 충분한 혈액 준비가 필요

② 제왕절개수술(low transverse inscision)을 시행

③ 태반이 앞에 있어 태아 출혈의 가능성이 높은 경우에는 vertical inscision을 시행할 수도 있음

④ 태반 만출 후 태반 부착부위에서 출혈이 있는 경우 interrupted suture나 compression suture 등을 수행할 수 있음

⑤ 출혈을 멈추는 다른 방법으로는 Bakri 거치, 자궁동맥 색전술이 주로 쓰이는 방법이며 산모의 활력징후가 비정상이며 대량출혈이 지속되는 경우 자궁절제술을 고려할 수 있음(19장 산후출혈 참고)

(3) 그 외 고려사항

① 제왕절개 절개 부분에 태반이 존재하는지 확인 및 절개 방법 결정

② 앞쪽 전치태반이 뒤쪽 전치태반보다 출혈 위험성, 신생아 불량한 예후와 연관이 있는 것으로 되어 있음

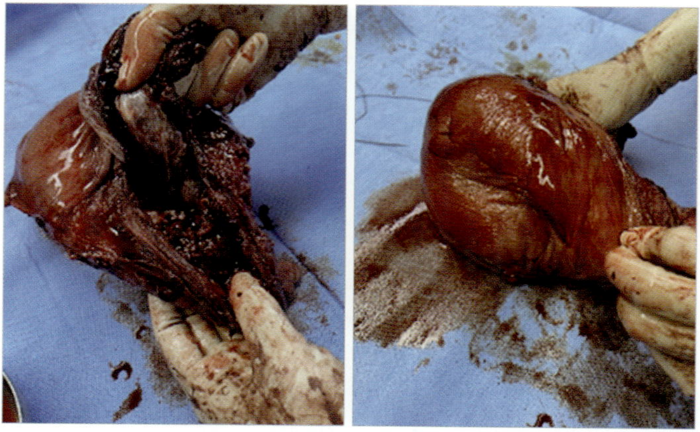

그림 9-4. Placenta increta 소견으로 자궁절제 시행한 32주 산모. 심장 초음파에서 peripartum cardiomyopathy 소견 및 자궁수축, 질출혈 등으로 전원 온 산모로 제왕절개 후 발견된 placenta increta 소견으로 자궁적출술 시행함.

2) 태반유착스펙트럼

(1) 분만주수

① 철분제 투여로 혈색소 수치를 올리고, 계획분만을 진행

② 합병증이 없는 경우: 임신 34주 0일~임신 37주 0일

(2) 분만방법

① 제왕절개 수술 전 충분한 정맥주사 경로 확보, 충분한 혈액 준비가 필요

② 태반수기 제거로 만출되지 않은 경우 태반을 두고 자궁적출술을 시행할 수 있음

③ 태반을 자궁내에 두고 보존적 처치(자궁동맥 색전술, MTX 처치 등)도 가능하며 지연 자궁절제술도 가능하나 이에 대해서는 아직 임상적 유효성이 증명되지 않음

(3) 그 외 고려사항

① 전치태반, 이전 제왕절개 횟수는 태반유착스펙트럼의 주요한 위험인자이므로 이런 위험인자가 있는 경우 출혈에 대비를 하는 것이 필요함

② Accreta의 경우 태반 수기제거가 가능하나, increta는 아래 사진과 같은 dimple 현상이 발생하는 것으로 확인 가능
③ 태반유착스펙트럼을 미리 예측하고 출혈에 대한 대비를 하는 것이 그렇지 않은 경우에 비해 유의미하게 예후를 향상시킴

5 예후

	하위태반	전치태반	태반유착스펙트럼
수혈이 필요한 대량 출혈	5.8%	37.5%	46.9%
자궁절제술	0.6%	7.7%	52.2%
산모사망	–	0.03%	0.05%

참고문헌

1. 대한산부인과학회. 산과학. 제6판. 군자출판사; 2021.
2. Mark B Landon. Gabbe's obstetrics: normal and problem pregnancies. 8th ed. Elsevier; 2021.
3. Mary E Norton, Leslie M Scoutt, Vickie A Feldstien. Callen's Ultrasonography in Obstetrics and Gynecoloty. 6th ed. Elsevier; 2017.
4. SL Collins, A Ashcroft, T Braun, et al. Proposal for standardized ultrasound descriptors of abnormally invasive placenta (AIP). Ultrasound Obstet Gynecol. 2016;47(3):271-5.
5. O Morel, S L Collins, J Uzan-Augui, et al., A proposal for standardized magnetic resonance imaging (MRI) descriptors of abnormally invasive placenta (AIP) - From the International Society for AIP. Diagn Interv Imaging. 2019;100(6):319-25.
6. Bi S, Zhang L, Wang Z, Chen J, Tang J, Gong J, et al. Effect of types of placenta previa on maternal and neonatal outcomes: a 10-year retrospective cohort study. Archives of Gynecology and Obstetrics. 2021;304:65-72.
7. Jauniaux E, Bunce C, GrØnbeck L, Langhoff-Roos J. Prevalence and main outcomes of placenta accreta spectrum: a systematic review and meta-analysis. American journal of obstetrics and gynecology. 2019;221(3):208-18.

이기수 (계명의대)

CHAPTER 10

태반조기박리

Placenta abruption

- 갑작스러운 질출혈, 자궁수축, 복통 및 요통 또는 외상의 병력이 있을 때 태반조기박리를 의심해야 함
- 20-30%에서 질출혈이 없는 은폐성 태반조기박리가 있을 수 있으므로 주의를 요함
- 신부전증, 소모성 혈액응고 장애가 동반될 수 있음
- 처치는 그 중증도와 재태연령, 그리고 산모와 태아의 상태에 달려 있음
- 생존가능한 주수의 살아있는 태아에서 질식분만이 임박하지 않은 경우 제왕절개가 대부분 선택됨

1 정의

(1) 태아 만출 이전에 태반이 착상부위에서 박리되는 것

(2) 100명당 1건으로 보고되고 있음

2 원인

(1) 탈락막 기저층내 혈관의 출혈에 의해 시작되어, 점차적으로 탈락막이 자궁벽에서 분리됨

(2) 혈종이 커질수록 주위에 있는 태반 박리, 압박 및 파괴가 발생하여 태반 내 저항이 증가하게 되며, 프로스타글란딘 분비로 인한 자궁의 과수축으로 인해 태반 혈류 공급의 저하가 일어나 태아에게 치명적인 결과를 초래하게 됨

(3) 태반 손상으로 인해 증가된 조직트롬보플라스틴이 모체 순환으로 들어가 혈액응고장애가 발생하게 됨

3 위험 인자

1) 태반조기박리(Placenta abruption) 과거력: 가장 중요

(1) 태반조기박리 과거력이 한 번 있었던 경우 재발율은 5-10%

2) 다산 및 고령

(1) 초임부의 경우 태반조기박리의 빈도가 1% 미만이나, 경임부의 경우 2-3%

3) 약물(흡연, 코카인, 메스암페타민) 남용

4) 임신 중 복부 외상

(1) 둔상 및 관통상 모두 태반조기박리와 강한 연관 있음

(2) 임신 중 복부 외상의 가장 흔한 원인은 교통사고와 가정 폭력

5) 산모 질환(고혈압, 갑산성저하증, 천식)

(1) 만성고혈압 및 임신과 연관된 고혈압 질환 모두 연관 있음

6) 조기양막파수

(1) 조기양막파수의 2-5%에서 태반조기박리가 일어남

7) 쌍태아, 양수과다증과 같은 상황에서 빠른 자궁 감압

8) 자궁, 태반, 및 태아 요인(자궁기형, 자궁내막유착증, 자궁근종, 제왕절개 흉터, 태반형성 이상, 만성 허혈)

9) 선천성 태아 기형

4 임상소견

1) 질출혈

(1) 약 20-30%에서 은폐성 출혈이 있을 수 있어 질출혈 양이 태반의 뒤쪽에 생긴 출혈정도를 정확히 반영하지 않으므로 주의 요함

2) 자궁 동통 혹은 요통

(1) 혈종에서 분비된 프로스타글란딘에 의한 자궁의 과도한 경련성 수축이 자궁 동통 및 요통을 유발

3) 자궁 과수축(그림 10-1)

(1) 톱니바퀴 모양 같은 빈번한 수축, 또는 기본 양막간내 압력이 50 mmHg 이상, 주기적으로 75-100 mmHg까지 증가하는 지속적 긴장항진이 보이기도 함

4) 태아절박가사(그림 10-1)

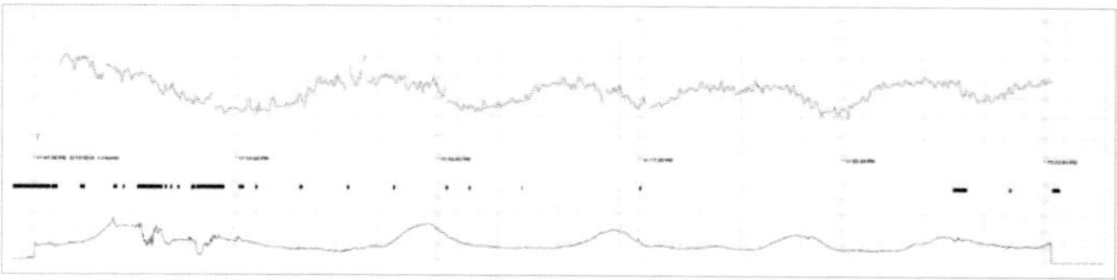

그림 10-1. 태반조기박리 환자의 전자 태아감시 소견. 지속적 자궁 과수축 및 늦은 태아심장박동수 감소(late deceleration)가 나타나고 있다.

5) 쇼크

(1) 과다출혈로 인한 출혈성 쇼크가 동반될 수 있음

6) 신부전증

(1) 혈량저하증(hypovolemia)의 교정이 불충분하거나 지연되었을 때 발생하므로 즉각적이고 적극적인 수혈 및 정질액(crystalloid) 치료가 필요

7) 소모성 혈액응고 장애 (disseminated intravascular coagulopathy, DIC)

(1) 자궁내 태아 사망이 발생할 정도의 중증 태반조기박리가 있는 임신부의 3분의 1에서 저피브리노겐혈증(혈장농도 150 mg/dL 미만)이 관찰됨

(2) 질출혈이 겉으로 나타나지 않은 은폐성 태반조기박리에서, 자궁내 압력이 증가하여 트롬보플라스틴이 더욱 산모측 혈관으로 잘 이동하므로 쉽게 나타날 수 있음

8) 자궁태반졸증(uteroplacental apoplexy, couvelaire uterus) (그림 10-2)

(1) 혈관 외로 유출된 혈액이 광범위하게 자궁근층과 장막하로 퍼지게 되어 자궁이 붉거나 파랗게 보이는 현상

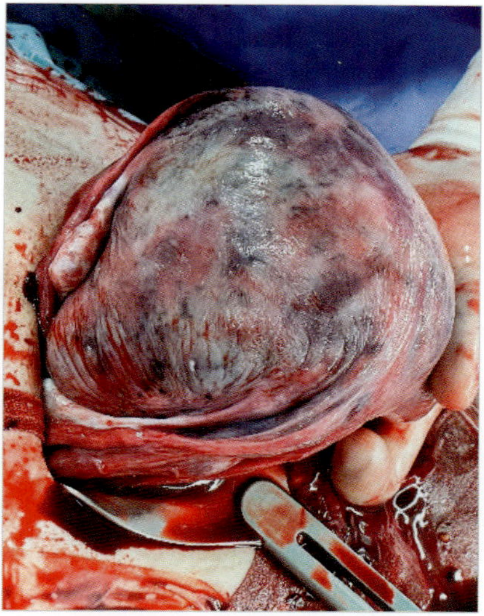

그림 10-2. 태반조기박리 환자의 제왕절개 분만 이후 확인되는 자궁태반졸증. 혈액이 자궁근층과 장막까지 스며든 소견이 보인다.

9) 시한씨증후군(Sheehan's syndrome)

5 진단

(1) 태반조기박리의 진단은 일차적으로 임상적인 진단을 기반으로 하며, 초음파, 혈액검사, 병리학적 소견에 의해 보조 받을 수 있음

(2) 따라서 태반조기박리가 의심되는 증상 및 징후를 보인다면 태반조기박리에 준한 처치를 바로 시행해야 함

(3) 임상증상 또는 징후가 경하여 진단이 불확실할 경우 초음파 검사를 시행하여 태반과 자궁벽 사이에 혈종이 있는지 여부를 확인할 수 있음(그림 10-3). 하지만 민감도 및 특이도가 낮으므로 초음파상 혈종이 관찰되지 않는다 하더라도 태반조기박리의 가능성을 배제할 수 없음

(4) 질출혈이 있는 경우 전치태반, 조기진통 및 출혈을 동반한 다른 원인들과의 감별이 필요함

(5) 저피브리노겐혈증(hypofibrinogenemia)과 소모성 혈액응고 장애의 혈액검사 소견은 중증 태반조기박리의 증거가 될 수 있음

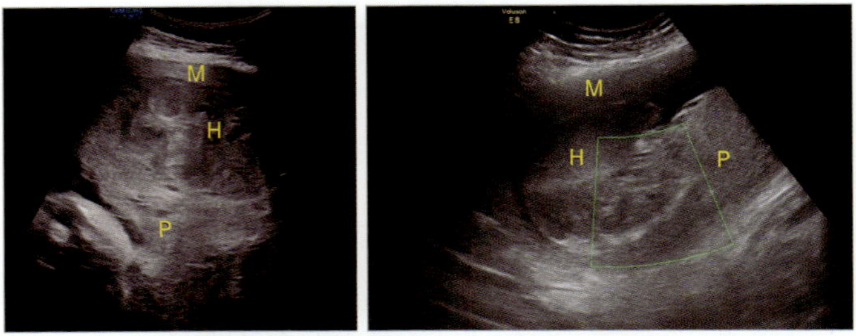

그림 10-3. 태반조기박리 환자의 초음파 소견. 자궁 벽과 태반 사이 혈종이 관찰됨. P: 태반, H: 혈종, M: 자궁 근층.

6 처치

1) 활력징후 및 질출혈 평가

(1) 다량의 질출혈, 저혈압 및 빈맥 소견을 보이면 우선 출혈량 3배 정도의 정질액을 정주하여 혈압 유지를 하도록 함

2) 혈액검사

(1) 혈색소, 혈소판 수치 및 응고인자 검사를 시행

(2) 교차교잡검사(cross matching)를 시행하며 수혈을 준비

(3) 적혈구용적율 30% 이상과 소변량이 적어도 시간당 30 mL 정도 되도록 보충

(4) 대량 수혈을 해야 할 경우 과칼륨혈증이 오지 않도록 혈청 칼륨 수치를 확인

(5) 혈소판 수치는 50,000 /㎣ 이상이 되도록 하며, 이보다 낮을 경우 수혈이 필요

(6) 혈중 피브리노겐이 100 mg/dL 미만일 경우 신선냉동혈장이나 냉동침전(cryoprecipitate)을 투여, 100 mg/dL 이상이 되도록 교정

3) 분만 결정

(1) 태아가 생존해 있는 경우

① 소생 가능한 주수의 태아의 경우에서 질식 분만이 임박해 있지 않은 경우나 자궁경부가 숙화 되어 있지 않은 경우, 기타 질식 분만의 금기증이 있는 경우 제왕절개를 시행

② 태아 절박이 있거나 수술적 분만을 요하는 산과적 합병증이 있는 경우에도 제왕절개를 시행

③ 제왕절개 분만을 결정한 경우 태아 서맥으로부터 20분 이내 분만하는 것이 신생아 예후 향상에 연관이 있으므로, 분만결정에서 분만까지 빠르게 시행하는 것이 중요

④ 태아가 미숙한 경우 태아이상을 보이는 태아 심음 양상의 증거(지속적인 서맥, 심한 태아 심박 하강, 정현곡선 태아심박동: sinusoidal fetal heart rate 등)가 없고 산모의 활력징후가 안정적이며 출혈이 적다면 철저한 감시하 임신을 지속시킬 수 있음

(2) 태아가 사망하거나 소생 불가능한 임신주수인 경우

① 산모가 혈역학적으로 안정적인 상황에, 다른 산과적 합병증이 없는 경우 질식 분만이 추천됨

② 산모가 혈역학적으로 불안정한 경우 즉각적으로 혈액제제를 투여하며 제왕절개 분만을 고려할 수 있음

4) Rh 동종면역

(1) 태아 모체 간 수혈이 발생할 수 있음

(2) 임신부의 혈액이 Rh 음성인 경우 항D면역글로불린을 투여

7 신생아 예후

(1) 높은 주산기 이환율 및 사망률과 연관이 있음

(2) 정상 임신에 비해 태반조기박리가 합병된 임신은 주산기 사망이 10배 증가됨

(3) 장기적인 신경행동학적 발달 저하, 저산소증과 연관된 뇌실주위 백색연화증(periventricular leukomalacia), 영아돌연사와 연관이 있음

참고문헌

1. 대한산부인과학회. 산과학. 제6판. 군자출판사; 2021.
2. Mark B Landon, Gabbe's obstetrics: normal and problem pregnancies. 8th ed. Elsevier; 2021.
3. F Gary Cunningham. Williams obstetrics. 26th ed. McGraw-hill; 2022.

김소연 (울산의대)

CHAPTER 11

쌍둥이합병증

Unique fetal complications of twin pregnancy

1 개요

(1) 쌍태임신은 단태임신보다 거의 모든 잠재적 합병증의 비율이 높음

(2) 가장 심각한 합병증은 조산으로, 주산기 사망률, 신생아 이환율 및 쌍둥이의 장기 이환율을 증가와 관련이 있음

(3) 특히, 단일융모막 쌍태임신은 하나의 태반을 공유함으로써 발생하는 쌍태아 수혈증후군, 쌍태아 빈혈-다혈증 연쇄, 선택적 태아 성장 제한 등과 같은 고유의 합병증의 위험이 있음

2 쌍태아수혈증후군(twin-to-twin transfusion syndrome)

1) 정의

(1) 단일융모막 이양막 쌍태임신에서 일측 태아는 양수과다증을 보이고 다른 한 태아는 양수감소증을 보이는 경우

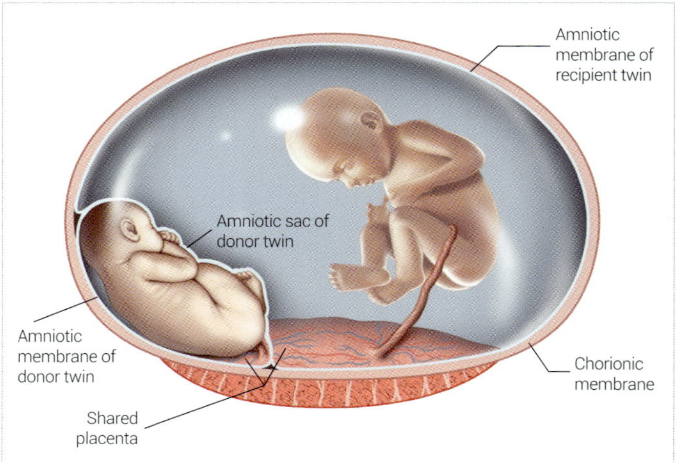

그림 11-1. 쌍태아 수혈증후군(twin-to-twin transfusion syndrome).

(2) 단일융모막 쌍태아의 10-15%를 차지하며, 총 주산기 사망률의 17%를 차지함

2) 원인

하나의 태반을 공유하며 태아를 연결하는 동맥-정맥 혈관 문합(AV anastomosis)의 불균형한 혈액 이동(동맥→정맥)이 원인

3) 진단

(1) 쌍태아 수혈증후군의 진단을 위해서는 다음 2가지 조건을 만족해야 함

- 수혈자(recipient)의 태아 양수 최대수직공간(maximum vertical pocket) > 8 cm
- 공혈자(donor)의 태아 양수 최대수직공간(maximum vertical pocket) < 2 cm

(2) 쌍태아 수혈증후군의 병기(quintero stage)

병기	초음파소견	진단 기준
I	양수의 최대수직공간	• 수혈자(recipient)의 태아 양수 최대수직공간(maximum vertical pocket) > 8 cm이고, 공혈자(donor)의 태아 양수 최대수직공간(maximum vertical pocket) < 2 cm • 공혈자의 방광이 보임
II	공혈자의 방광	• 공혈자의 방광이 관찰되지 않음
III	도플러 초음파의 이상 소견	• 제대동맥(umbilical artery)에서 이완기 혈류속도가 없거나 역류 • 정맥관(ductus venosus)의 이상 • 파동성 제대정맥(pulsatile umbilical vein)
IV	태아 수종 (fetal hydrops)	• 한 태아 또는 양측 태아에서 태아 수종이 의심되는 경우
V	태아 사망 (fetal demise)	• 한 태아 또는 양측 태아가 사망했을 경우

(3) 쌍태아 수혈증후군 예시(서울아산병원 증례)

병기	초음파소견
I	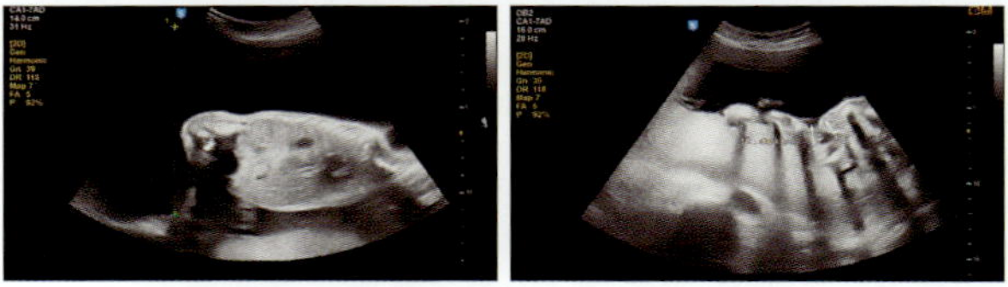 수혈자의 양수 최대수직공간이 8 cm를 초과(좌)하면서 공혈자의 양수 최대수직공간이 2 cm 미만(우)으로 관찰될 때 TTTS stage I으로 진단함
II	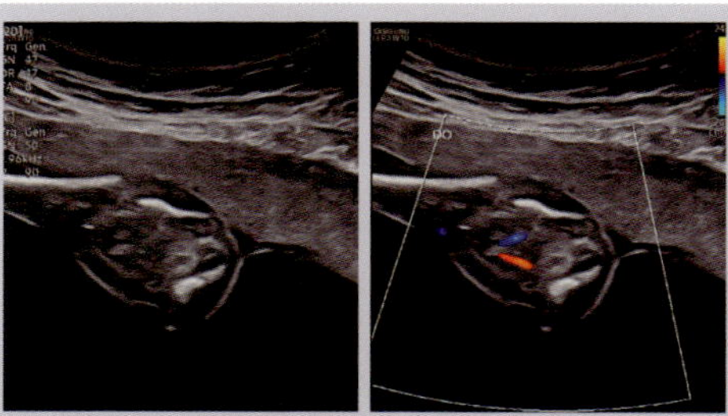 Stage I의 소견과 함께 공혈자의 방광이 관찰되지 않을 때 TTTS stage II로 진단함
III	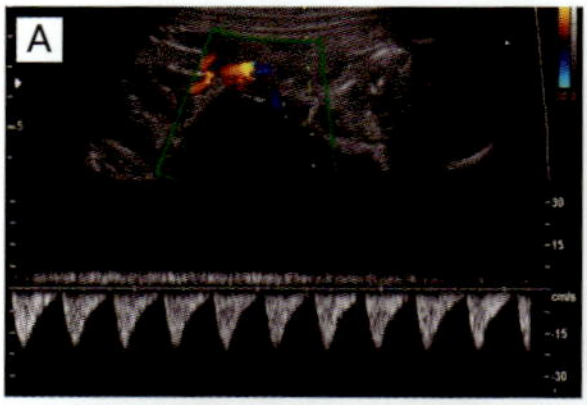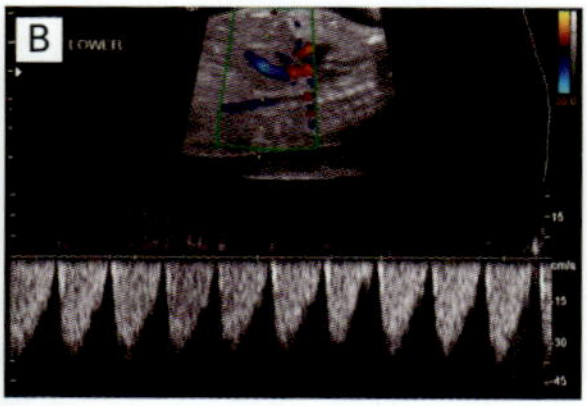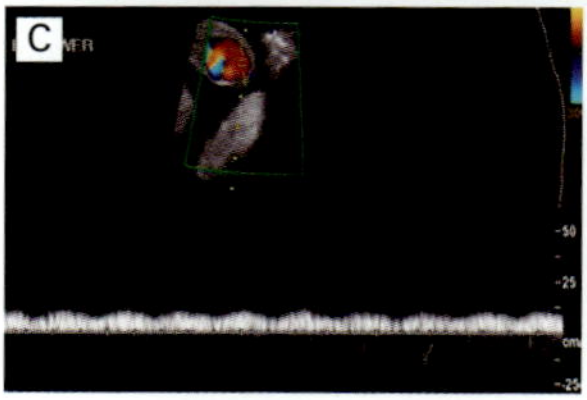 **A** Stage III: 수혈자의 제대동맥 이완기 혈류가 관찰되지 않음 **B** Stage III: 수혈자의 정맥관의 a wave의 관찰되지 않음 **C** Stage III: 수혈자의 정맥혈류가 파동성으로 관찰됨 Stage II의 소견과 함께 도플러 초음파상 혈류의 이상이 관찰됨. 다음 3가지 중 하나 이상 확인되면 stage III로 진단함

병기	초음파소견
IV	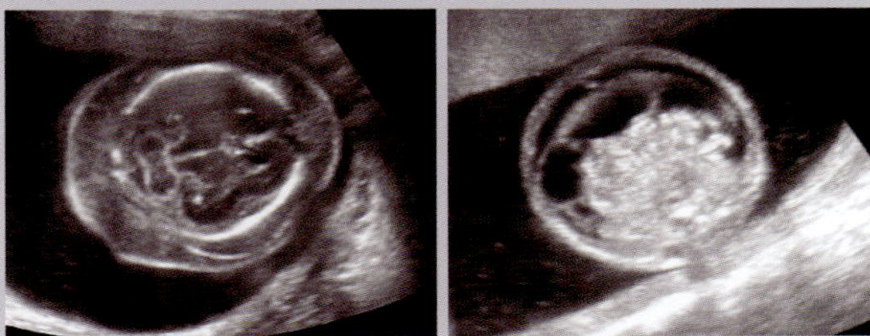 수혈자 또는 공혈자에게서 scalp edema(좌)와 ascites(우), 즉 태아수종(fetal hydrops)이 관찰되면 stage IV로 진단함

4) 치료

(1) 쌍태아 수혈증후군은 치료하지 않으면 73-100%까지 사망할 수 있는 예후가 매우 불량한 질환이어서 적극적인 치료가 필요함

(2) 태아경하 레이저 응고술(fetoscopic laser coagulation)

- 태아경을 이용하여 레이저로 공혈자와 수혈자 사이의 혈관문합을 응고시킴
- 임신 26주 이전에 quintero stage II-IV로 진단된 경우 권고함
- 솔로몬 기법(solomon method): 기존의 선택적 응고술을 한 뒤에 추가로 혈관 적도면을 따라 태반의 한쪽부터 다른 쪽까지 연속적으로 응고술을 시행(이론상 태반을 두개의 태반으로 나누는 원리)

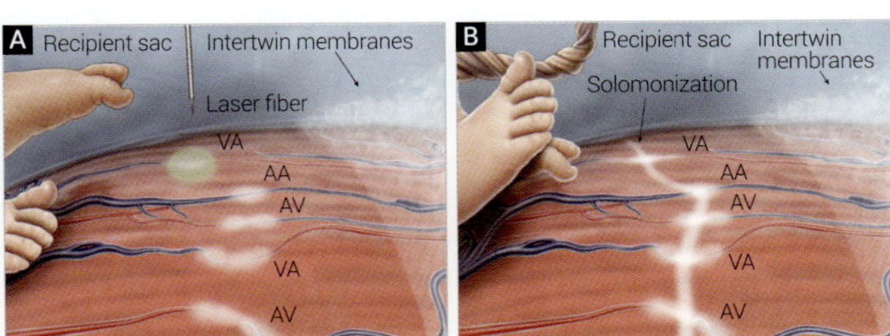

그림 11-2. 태아경하 레이저 응고술: 선택적 혈관문합 응고술(좌) 선택적 혈관문합 응고술 시행 후 솔로몬 기법을 시행.

- 솔로몬 기법은 선택적 혈관 응고술에 비하여 주산기 사망률 및 심각한 신생아 이환율의 차이는 없으나, TTTS의 재발 및 TAPS 발생은 감소함

(3) 양수감압술(amnioreduction), 양막천공술(septostomy)

(4) 만일 두 태아 모두 생존이 어렵다고 판단될 때에는 큰 태아의 생존을 위하여 작은 태아 복부의 제대정맥 고주파 열치료(radiofrequency ablation) 혹은 태아에 가까운 부위의 제대폐쇄(cord occlusion)를 시행할 수 있음

5) 예후

- 레이저 응고술 시행 후 생존율(survival after birth)은 태아 모두 생존(dual survival) 26-66%, 적어도 한 명 이상 생존(at least 1 survival) 58-86%로 기관별로 다양함
- 치료 후에도 약 33% 정도까지 두 태아 사이에 연결된 혈관이 남아 있을 수 있으며, 이러한 혈관들로 인하여 약 13%에서 TAPS가 발생
- 레이저 시술 후 태아안녕평가(fetal surveillance)가 필요: 매주 초음파 및 도플러 평가를 통해 태아 성장, 양수량, 태아 빈혈 여부 등을 평가

3 쌍태아 빈혈-다혈증 연쇄(twin anemia-polycythemia sequence, TAPS)

1) 정의

단일융모막 쌍태임신에서 쌍태아 간 양수량의 차이 없이 쌍태아 간 혈색소 수치의 차이를 보이는 질환

2) 원인

(1) 태반에 존재하는 미세한 동정맥 연결을 통해 공혈자에서 수혈자로 느린 속도의 만성적 쌍태아간 수혈이 일어나 혈역학적 보상 기전이 작용하여 호르몬 체계의 조절장애나 쌍태아 간 양수량의 차이를 발생시키지 않고 혈색소의 차이만 나게 됨

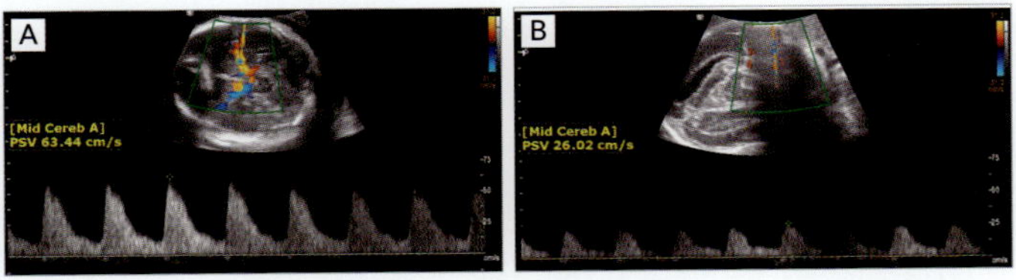

그림 11-3. 임신 30주 2일 단일융모막 쌍태임신의 초음파 소견: 서울아산병원 증례- 공혈자의 MCA PSV $>$ 1.5 MoM이고, 수혈자의 MCA PSV $<$ 1.0 MoM으로 관찰되면 TAPS로 진단할 수 있음.

(2) Spontaneous TAPS: 약 3-5%에서 발생

(3) Iatrogenic TAPS: 주로 태아경하 레이저 응고술 후 발생하며 약 13%로 알려져 있음. 시술 후 발생하는 경우에는 시술 후 5주 이내 발생

3) 진단

(1) 공혈자의 중대 뇌동맥(middle cerebral artery, MCA)의 최대 수축속도(peak systolic velocity, PSV)가 1.5 MoM보다 높고 수혈자의 중대 뇌동맥 최대 수축속도가 1.0 MoM 미만일 때 임상적으로 진단

4) 치료

(1) 기대 요법(expectant management), 분만, 레이저치료, 태아수혈, 선택적 유산 등

(2) 태아 성장 또는 도플러 초음파가 악화되면 분만을 고려

(3) 분만후에는 공혈자의 수혈 및 수혈자의 교환수혈이 필요할 수 있음

4 쌍태아 역동맥관류연쇄(twin reversed arterial perfusion sequence)

1) 정의

(1) 다른 태아의 혈류순환을 대신하는 펌프 쌍태아(pump twin)와 혈류를 받는 무심장 쌍태아(acardiac twin)로 이루어진 단일융모막성 쌍태임신의 드문 형태

(2) 무심장 쌍태아는 출생 후 생존 가능성이 없으나 임신기간 중에는 성장을 지속함

2) 원인

(1) 임신 초기에 태반에서 양측 태아의 제대에서 나온 동맥과 동맥이 연결된 상태에서, 한 태아의 제대동맥혈의 관류가 우세하여 다른 태아의 제대동맥으로 혈류가 역류하여 발생

(2) 쌍태아간의 혈류역학적 균형이 깨져 한 태아의 심혈관계가 다른 태아의 심혈관계까지 대신하게 됨

(3) 무심장 쌍태아가 받는 혈액은 펌프 쌍태아의 체내에서 순환된 혈액이기 때문에 상태적으로 산소포화도가 낮아 보통 장골혈관(iliac vessels)까지만 도달하기 때문에 상반신의 정상적인 발달이 어려움

3) 진단 및 검사

(1) 초음파로 무심장 쌍태아를 확인하고, 펌프 태아의 제대동맥혈이 무심장 쌍태아의 제대동맥으로 역류하는 것을 확인

(2) 무심장 쌍태아가 상반신의 정상적인 발달이 어렵고, 반면 하반신은 상대적으로 정상적으로 관찰(그림 11-4)

(3) 무심장 쌍태아의 크기: 큰 무심장 쌍태아는 많은 혈액을 받아들이므로 펌프 쌍태아의 심박출량을 높여 태아 수종 또는 사망을 일으킬 수 있음

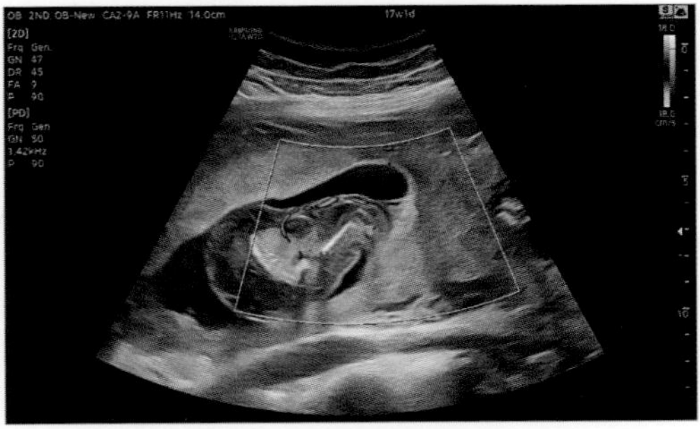

그림 11-4. 무심장 쌍태아(acardiac twin)(서울아산병원 증례).

4) 치료

(1) 펌프 쌍태아의 고박출성 심부전(High-output heart failure)이 발생하기 전에 무심장 쌍태아의 탯줄의 혈류를 차단

(2) 혈류 차단술로는 고주파열치료가 선호됨

5) 예후

(1) 치료를 하지 않는 경우, 펌프 쌍태아의 사망률은 50% 이상

(2) 무심장 쌍태아의 크기에 따라 예후는 달라짐

(3) 고주파열치료 후 평균 분만주는 37주, 펌프 쌍태아의 생존율은 80%로 알려져 있음

5 선택적 태아 성장 제한(selective fetal growth restriction, sFGR)

1) 정의

(1) 한 태아의 예상몸무게(estimated fetal weight, EFW) 또는 복부 둘레가 5th percentile 또는 10th percentile 미만이면서 양측 태아의 적절한 성장이 있고 TTTS의 기준은 충족을 못할 때 진단하거나 태아의 복부 둘레의 차이가 20 mm 초과 혹은 두 태아 간 성장 불일치가 20%를 초과할 경우 진단함

(2) 두 쌍태아 간 체중의 차이가 25% 이상을 보이는 경우 호흡곤란 증후군, 뇌실내 출혈, 경련, 뇌실주위백질연화증, 패혈증 괴사성 장염 등이 증가함

(3) 빈도: 쌍태임신의 5-15%

2) 원인

(1) 이란성 쌍태아: 성별 및 각 개체의 유전적 잠재성, 태반의 착상 위치, 제대의 부착 부위에 따른 혈류 저항 등이 원인

(2) 일란성 쌍태아: 두 태아가 태반을 공유함으로써 발생하는 혈류분포 및 두 태아 간의 혈관 문합을 통한 혈압 차이에 의해 발생하는 혈류의 불균형 등이 원인

(3) 위험인자: 단일 융모막성 쌍태아, 임신성 고혈압, 분만 전 출혈 등

3) 진단 및 검사

초음파를 이용하여 불일치 정도는 큰 쌍태아의 체중-작은 쌍태아의 체중/큰 쌍태아의 체중 × 100%으로 계산한다.

(1) 작은 쌍태아의 예상몸무게가 10th percentile 미만이면서, 두 쌍태아의 몸무게 차이(불일치, discordance)가 25% 초과 시 진단

(2) sFGR은 제대동맥의 도플러의 이완기 혈류의 패턴에 따라 타입을 분류

Type 1	Type 2	Type 3

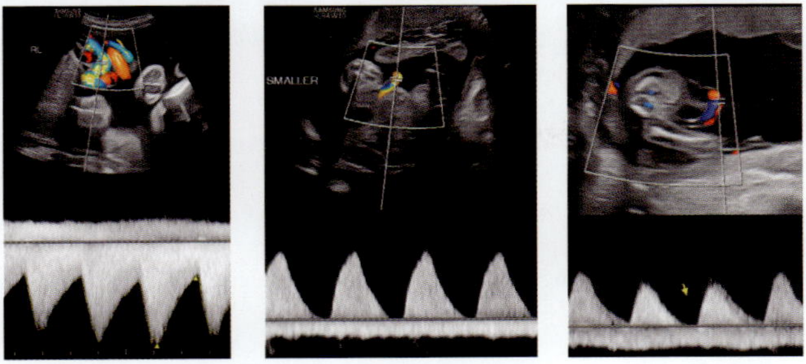

작은 태아의 제대동맥 이완기 혈류가 잘 관찰됨	작은 태아의 제대동맥 이완기 혈류가 지속적으로 관찰되지 않음	작은 태아의 제대동맥 이완기 혈류가 간헐적으로 관찰됨

그림 11-5. 선택적 태아 성장 제한의 분류(서울아산병원 증례).

4) 치료

(1) 선택적 태아 성장 제한이 확인되면, 초음파로 태아의 성장 양상과 양수량 등을 면밀히 관찰해야 함

(2) 추후 태아 예상체중의 차이, 임신주수, 성장 지연의 유무 등을 고려하여 처지를 결정

(3) 이른 주수에 진단될 경우, 고주파열치료를 통해 작은 태아의 선택적 유산을 고려할 수 있음

(4) 비수축검사, 생물리학계수, 제대동맥 도플러가 평가가 권고됨

(5) 산전 태아 감시가 정상이면서, 태아의 크기의 불일치만 있는 경우에는 분만의 적정시기에 대한 자료는 아직 제한적임

참고문헌

1. 대한산부인과학회. 산과학. 제6판. 군자출판사; 2021.
2. F Gary Cunningham, Kenneth J Leveno, Jodi S Dashe, et al, Williams Obstetrics, 26th ed. McGraw-Hill; 2022.
3. Mark B Landon, Gabbe's obstetrics: normal and problem pregnancies. 8th ed. Elsevier; 2021.
4. Khalil A, Rodgers M, Baschat A, et al. ISUOG Practice Guidelines: role of ultrasound in twin pregnancy. Ultrasound Obstet Gynecol. 2016;47(2): 247-63. doi: 10.1002/uog.15821. Erratum in: Ultrasound Obstet Gynecol. 2018 Jul;52(1): 140. PMID: 26577371.
5. Multifetal Gestations: Twin, Triplet, and Higher-Order Multifetal Pregnancies: ACOG Practice Bulletin, Number 231. Obstet Gynecol. 2021;137(6): e145-e162. doi: 10.1097/AOG.0000000000004397. PMID: 34011891.
6. Kim SY, Won HS, Lee MY, et al. Fetal growth changes and prediction of selective fetal growth restriction following fetoscopic laser coagulation in twin-to-twin transfusion syndrome. Obstet Gynecol Sci. 2023;66(6): 529-536. doi: 10.5468/ogs.23108. Epub 2023 Oct 13. PMID: 37828841; PMCID: PMC10663392.
7. Kim R, Lee MY, Won HS, et al. Perinatal outcomes and factors affecting the survival rate of fetuses with twin-to-twin transfusion syndrome treated with fetoscopic laser coagulation: a single-center seven-year experience. J Matern Fetal Neonatal Med. 2021;1-12.
8. Jeong BD, Usamah A, Won HS, et al. Feasibility of fetal left modified myocardial performance index in twin anemia polycythemia sequence and perinatal outcomes after antenatal intervention. J Matern Fetal Neonatal Med. 2021;1-8. doi: 10.1080/14767058.2021.1874342. Epub ahead of print. PMID: 33910449.
9. Kweon SY, Lee SM, Cho K, et al. Fetal Survival Immediate after Fetoscopic Laser Ablation in Twin to Twin Transfusion Syndrome. J Korean Med Sci. 2019 Jan 7;34(3): e20. doi: 10.3346/jkms.2019.34.e20. PMID: 30662386; PMCID: PMC6335125.

김희선 (동국의대), 박현수 (동국의대)

CHAPTER 12

고혈압

Hypertension

- 임신 중 고혈압은 3대 모성사망 및 이환 주요 질환
- 임신 중 140/90 mmHg 이상의 고혈압이 확인되는 경우 진단 위한 추가 검사 및 주의 깊게 경과 관찰 필요
- 임신 중 160/110 mmHg 이상의 고혈압이 확인되면 혈압약 투여
- 중증전자간증으로 진행 시 입원 및 즉각 분만 필요
- 임신중독증 예방을 위해 위험인자 평가하여 임신 12주부터 저용량 아스피린 복용 권고

1 정의

임신 중 고혈압 질환은 다음과 같이 분류한다.

1) 만성고혈압(chronic Hypertension)

(1) 임신 이전에 수축기 혈압 140 mmHg 이상 혹은 이완기 혈압 90 mmHg 이상인 경우

(2) 임신 20주 이전에 고혈압이 진단되는 경우

(3) 출산 후 3개월까지 혈압이 정상화되지 않는 경우

2) 중증 고혈압(severe-range hypertension)

적어도 4시간 간격으로 측정 시 두 번 모두 수축기 혈압 160 또는 이완기 혈압 110 mmHg 이상

3) 임신성 고혈압(gestational Hypertension)

적어도 4시간 간격으로 측정 시 두 번 모두 수축기 혈압 140 또는 이완기 혈압 90 mmHg 이상

(1) 20주 이후에 고혈압이 확인되나 단백뇨가 없는 상태

(2) 출산 후 3개월 이내 혈압이 정상화됨

(3) 임신성 고혈압은 임신 중 고혈압성 질환 중 가장 흔함

(4) 미분만부의 약 6-29%, 다분만분의 2-4%

4) 전자간증(preeclampsia)

임신 20주 이후에 수축기 혈압 140 mmHg 이상 혹은 이완기 혈압 90 mmHg 이상이면서 아래의 이상 소견이 하나 이상 있는 경우로 진단

(1) 단백뇨(proteinuria): 24시간 단백뇨 ≥ 300 mg 또는 무작위요시험지검사

(random urine stick) ≥ 2+ 또는 요단백/크레아티닌비(urine protein/creatine ratio) ≥ 0.3

(2) 혈소판감소증(thrombocytopenia): 혈소판수 < $100,000/mm^3$

(3) 신기능악화(renal insufficiency): 혈청 크레아티닌> 1.1 mg/dL 또는 기존보다 2배 이상 증가

(4) 간기능 저하(impaired liver function): 정상보다 2배 이상 증가

(5) 두통, 시야장애, 경련

(6) 폐부종(pulmonary edema)

** 중증 전자간증(IUGR, proteinuria 제외)

수축기 혈압 160 또는 이완기 혈압 110 mmHg 이상 + 아래의 이상 소견이 하나 이상

- 두통, 시야장애, 명치부위(epigastric) 혹은 우상복부 통증, 핍뇨(24시간 소변량 ≤ 500 cc), 신기능악화: 혈청 크레아티닌 > 1.1 mg/dL, 혈소판감소증(thrombocytopenia): 혈소판 < $100,000/mm^3$, 간기능 저하: 정상보다 2배 이상 증가, 폐부종(pulmonary edema)

5) 자간증(eclampsia): 전자간증 + 경련

6) 가중합병전자간증(superimposed preeclampsia)

만성고혈압(chronic hypertension)에 새로이 단백뇨(proteinuria)가 확인되는 경우

7) HELLP 증후군

용혈(LDH > 600 IU/L), 간효소증가(AST/ALT 2배 이상), 혈소판수 < $100,000/mm^3$

2 원인 및 병태 생리

임신성 고혈압의 원인은 아직 확실히 알려져 있지 않으나, 세포영양막세포

(cytotrophoblast)가 나선동맥(spiral artery)으로 제대로 침투하지 못하는 것과 혈관내피세포(endothelial cell)의 기능 부전이 중요한 원인으로 알려져 있다. 이로 인해 태반의 병태생리학적인 미미한 변화를 일으켜 혈관연축(vasospasm), 혈관내피세포(endovascular cell)의 기능장애, 허혈(ischemia) 등으로 태반의 기능 부전이 발병하는 것으로 알려져 있다.

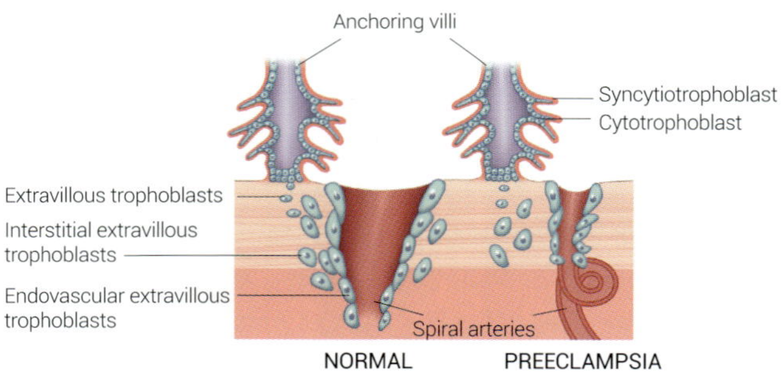

그림 12-1. Schematic representation of normal placental implantation shows proliferation of extravillous trophoblasts from an anchoring villus. (Williams 26th edition, Figure 41-2)

3 치료

1) 고혈압, 중증전자간증의 치료

(1) 항고혈압제(antihypertension medication)

수축기 혈압 160 ≥ mmhg 또는 이완기 혈압 ≥ 110 mmhg인 경우 항고혈압제 투여

① 하이드랄라진(hydralazine)

- 직접적인 혈관 이완 작용
- 초기 용량 5-10 mg IV, 15-20분 간격, 10 mg씩 추가

- 초기 5 mg이 적당하며, 두 번째 용량까지 조절(5, 15, 25 mg) 되지 않으면 Labetalol 권고(ACOG 2017)
- 부작용: 빈맥(tachycardia), 두통(headaches), 저혈압(hypotension)

② 라베탈롤(labetalol)

- α1, 비선택적 베타차단제(β-blocker)
- 초기 용량 20 mg IV, 10분 간격, 40 mg, 80 mg으로 증량
- 그래도 효과 없다면(80 mg) 하이드랄라진 권고

※ 주의: 천식 환자에서는 투여 금기!!!

- 부작용: 서맥, 저혈압

③ 니페디핀(nifedipine)

- 칼슘채널길항제(calcium-channel blocker, CCB)
- 초기 용량 30 mg 경구투여, 20-30분 간격, 30 mg 경구 투여 추가
- 부작용: 빈맥, 두통

(2) 황산마그네슘(magnesium sulfate)

① 전자간증 산모에서 경련예방을 위해 사용, 중증전자간증이나 자간증의 경우 사용법은 동일

② 전자간증 산모에서 임신 유지 동안 또는 진통 동안이나 산후 24시간 동안 사용함

③ 사용 용량

- 10% 용액 1@: 황산마그네슘 2 g, 20 mL
- 50% 용액 1@: 황산마그네슘 10 g, 20 mL
- 초기부하량(loading dose)

  : 황산마그네슘 10% 용액 2@ [4 g, 40 mL] + NS 100 mL mixed IV, 15-20분
- 유지량(maintenance dose)

  : 황산마그네슘 50% solution 2@ [20 g, 40 mL] + NS 1 L mixed IV, 50 cc/hr (1g/hr)
- 혈청 크레아티닌 > 1.0 mg/dL → 투여속도를 낮추어야 한다.

④ 독성 감시(intoxication monitoring)

- 치료농도(therapeutic range): 2-3.5 mmol/L, 4-7 mEq/L, 4.8-8.4 mg/dL

- 해독제(antidote): 글루콘산칼슘(calcium gluconate) 1 g [10 mL = 1/2@] 천천히 정주 + O_2
- 일상적 마그네슘 농도 검사는 권장하지 않음
- 무릎 반사, 호흡부전, 소변량 감소 유무 확인 → 투여속도를 낮추어야 한다.

(3) 이뇨제(diuretics)

임신 중 이뇨제는 되도록 사용하지 않는다. 임신 중에는 정상에 비해 이미 감소되어 있는 혈관 내 용적을 더욱 감소시켜 태반 혈류를 방해할 수 있어 혈압 조절 목적으로는 이뇨제를 사용하지 않는다. 분만 전 이뇨제(furosemide)의 사용은 폐부종이 의심되는 경우만 사용한다.

2) 자간증(eclampsia)의 치료

(1) 전구증상: 경련 전에 두통, 시력장애, 복통을 호소하는 경우가 흔하다.

(2) 합병증: 태반조기박리 (10%), 신경학적 결손(neurological deficits) (7%), 흡인성폐렴 (7%), 폐부종 (5%), 심폐정지 (4%), 급성신부전 (4%), 모성사망 (1%)

(3) 치료

① 기도확보
② 산소, 태아감시(fetal monitoring)
③ 황산마그네슘 10% 용액 2@ [4 g, 40 mL] IV, 10 mL/min(1g/min)
④ 그래도 경련 유지 시 → 디아제팜(diazepam) 10 mg 또는 로라제팜(lorazepam) 1 mg (2 mg)
⑤ 황산마그네슘 유지용량으로 주입
⑥ 경련 반복 시 뇌 CT
⑦ 이뇨제, 고삼투압성(hyperosmotic) 제제는 되도록 투여 금기
⑧ 경련이 중단된 후 태아심박동이 안정적이면 경과관찰 가능하지만, 경련이 지속되거나 경련중단이후에도 태아심박동이 회복되지 않으면 응급분만 경련 직후에 maternal hypoxemia & hypercarbia 때문에 FHR가 일시적으로 변이 감소하고 late deceleration, compensatory tachycardia가 뜰 수 있는데 경련 끝나고 10분 정도 지난 후 호전되는 경우도 있어, 응급제왕절개를 바로 결정하는 것보다는 경과를 지켜볼 수도 있음

3) HELLP 증후군의 치료

(1) 즉각 입원 치료

(2) 중증전자간증에 준해서 치료: 항고혈압제, 황산마그네슘, 스테로이드

(3) 파종성혈관내응고병증(disseminated intravascular coagulation), 다발성 장기 부전으로 악화 가능성 있으므로 추적 관찰 필요

4) 분만 중 및 분만 후 치료

(1) 대부분의 경우 제왕절개의 적응증이 없는 경우 질식분만을 고려한다.

표 12-1.

Indications for Delivery in Women < 34 Weeks' Gestation Managed Expectantly
Prompt Delivery After Maternal Stabilization and After Single-dose Corticosteroid Therapy for Lung maturation (Initial dose only, do not delay delivery.)
Uncontrolled severe hypertension
Persistent headaches, refractory to treatment
Persistent epigastric pain
Eclampsia
HELLP syndrome
Pulmonary edema
Placental abruption
Disseminated intravascular coagulation
Stroke
Myocardial infarction
Nonreassuring fetal status
Fetal demise
Delay Delivery 48 hours If possible to Allow Corticosteroid Therapy for Lung Maturation
Preterm ruptured membranes or labor
Fetal-growth restriction
Oligohydramnios
Reversed end-diastolic Doppler flow in umbilical artery
Worsening renal dysfunction

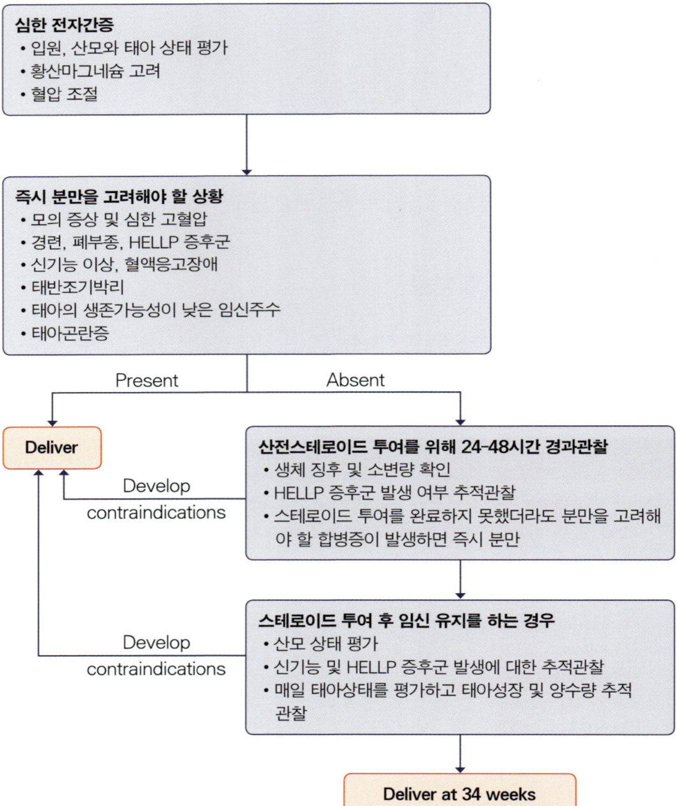

그림 12-2. Clinical management algorithm for severe preeclampsia at < 34weeks. (Williams Figure 41-2)

(2) 전자간증의 경우진통 중, 산후 24시간 동안 경련 예방을 위해 황산마그네슘 사용

(3) 진통 시 경막 외 마취나 분만, 제왕절개술 전 수액 투여로 중증 전자간증 산모에서 분만 직후 몸무게가 거의 감소하지 않고 지속적인 고혈압이 나타

나는 경우가 있다. 이런 경우 퓨로세미드(furosemide)가 혈압 조절에 도움을 줄 수 있다. 산후 중증 전자간증에서의 혈압 조절은 니페디핀 단독보다는 퓨로세미드, 니페디핀을 함께 사용하는 것이 효과적이다.

5) 산후고혈압의 치료

(1) 혈관작용약(vasoactive drug), 비스테로이드소염제(NSAIDs)나 메털진(methergine) 같은 약은 중단

(2) 증상 없거나 검사결과 이상 소견이 없으면서 수축기 혈압 < 150 mmHg and 이완기 혈압 < 100 mmHg

: 혈압약 없이 경과관찰

(3) 증상 없거나 검사결과 이상 소견이 없으면서 수축기 혈압 150–160 mmHg and 이완기 혈압 100–110 mmHg

: 단독 제제 경구 항고혈압제

(4) 증상 없거나 lab 이상 소견이 없으면서 ≥ SBP 160 mmHg or ≥ DBP 110 mmHg

: 항고혈압제 정맥주사

: 경구 항고혈제 복용 혈압목표: 수축기 혈압 < 150 mmHg and 이완기 혈압 < 100 mmHg

(5) 충분히 항고혈압제를 씀에도 조절되지 않는 경우 다른 이차성 원인이 있는지 추적 관찰 필요

(6) 퇴원 후 1주일 뒤 외래: 혈압 측정 확인하여 혈압약 조절

4 임신중독증의 예방: 저용량 아스피린

임신중독증을 예방하기 위해 위험인자를 분석하여 저용량 아스피린을 임신 12주부터 분만 전까지 사용할 것을 권고하고 있다.

표 12-2.

	High risk factors	Moderate risk factors	Indication for aspirin
NICE, 2019	Previous hypertensive disease Chronic HTN CKD, DM Autoimmune disease (SLE, APS)	Nulliparity BMI 35 이상/40세 이상 FHx of PE 출산간격 10년 이상 Multifetal pregnancy	1개 이상 high risk factors 2개 이상 moderate risk factors 12주-분만 전까지 75-150 mg/d
ACOG, 2020 (Practice Bulletin No.222)	Previous PE, especially adverse outcome Chronic HTN DM, renal disease Multifetal gestation Autoimmune disease (SLE, APS)	Nulliparity BMI 30 초과/35세 이상 FHx of PE African American low SES Personal Hx factors (출산간격 10년 이상, SGA or IUGR 출산력, adverse pregnancy outcome)	1개 이상 high risk factors Consider: 1개 moderate risk 16주 이전(12-28주 사이)-분만 전까지 81 mg/d
USPSTF, 2021	Previous PE, especially adverse outcome Chronic HTN DM, renal disease Multifetal gestation Autoimmune disease Combinations of multiple moderate-risk factors	Nulliparity BMI 30 초과/35세 이상 FHx of PE African American low SES Personal Hx factors (출산간격 10년 이상, SGA or IUGR 출산력, adverse pregnancy outcome) IVF	1개 이상 high risk factors 2개 이상 moderate risk factors Consider: 1개 moderate risk 12주 이후부터 81 mg/d
2021 ISSHP			16-36 weeks 150 mg/night
2021 WHO			75 mg per day 20주 이전 시작

참고문헌

1. 대한산부인과학회. 산과학. 제6판. 군자출판사; 2021.
2. F Gray Cunningham, Kenneth J Leveno, Bardara L Hoffman et al. Williams obstetrics. 26th ed. McGrowHill; 2022.
3. Mark B Landon, Gabbe's obstetrics: normal and problem pregnancies. 8th ed. Elsevier; 2021.
4. 삼성서울병원, 성균관대학교. SMPM(SMC high-risk Pregnancy Manual with SMC OB Data and Research). 1st ed.
5. (ACOG 2020)

차현화 (경북의대)

CHAPTER 13

당뇨병

Diabetes mellitus

- 모든 임산부에서 선별검사가 필요(24-28주)
- 위험 인자가 있는 경우 가능한 빨리 당뇨 스크리닝
- 50 g 결과가 어느 레벨 이상 높거나, 공복 혈당이 매우 높은 경우 100 g 생략 고려
- 조절 목표는 공복혈당 95 mg/dL, 식후 1시간 혈당 140, 식후 2시간 혈당 120 mg/dL 이하
- 당뇨병 임신 산모의 임신 1분기는 입덧으로 경구 섭취가 감소하고, 인슐린 요구량이 줄어드는 시기이므로 저혈당 쇼크의 위험이 높은 시기임
- 혈당 조절상태에 따라 태아 안녕평가 및 분만 시기를 고려
- 혈관 합병증(고혈압, 신병증)이 동반된 경우 36주부터 분만을 고려할 수 있음
- 분만 4-12주 후 75 g 당부하 검사를 시행(0hr, 2hr)
- 임신성 당뇨병 산모는 다음 임신 전 당뇨 검사를 시행하고 계획 임신을 추천

1 정의 및 분류

당뇨병은 임신 중 가장 흔한 내과적 합병증으로 임신 전부터 당뇨가 있는 상태로 생각되는 당뇨병 임신과 임신 중 발견된 임신성 당뇨병으로 나눔. 당뇨병 임신은 기전에 따라 1형과 2형 당뇨로 분류됨

1) 당뇨병 임신

임신 전부터 당뇨가 있는 상태로 생각되는 경우로, 고혈당, 요당 및 케톤산 혈증이 있는 경우 진단함. 또한 무작위 혈당(random glucose)이 200 mg/dL을 초과하면서 체중감소, 다음(polydipsia), 다뇨(polyuria)의 전형적 당뇨 증상이 있는 경우, 공복 혈당이 125 mg/dL을 초과하는 경우, 당화혈색소가 6.5% 이상인 경우, 임신 초기 공복 고혈당이 확인된 경우 당뇨병 임신일 가능성이 높음

고혈압, 망막병증, 신병증, 신경병증, 심혈관성 질환 등 혈관합병증이 있을 수 있음

(1) 1형 당뇨병: 췌장의 베타 세포 파괴로 인슐린 합성이 되지 않는 상태

(2) 2형 당뇨병: 췌장 기능 저하로 인슐린 분비가 서서히 되지 않는 상태

2) 임신성 당뇨병

임신으로 인한 생리적 변화로 인해 임신 중 발생하거나 처음 발견된 내당능 장애(glucose intolerance), 주로 임신 2-3분기에 진단됨

(1) 임신성 당뇨병 A1 (GDM A1): 식이조절 및 운동 요법으로 혈당이 조절됨

(2) 임신성 당뇨병 A2 (GDMA2): 목표 혈당치 도달을 위해 인슐린 등 약물 투여가 필요함

2 진단

1) 선별 검사

임신 24-28주에 금식 없이 50 g 당부하 검사를 시행, 고위험군은 임신초기에 시행

(1) 임신성 당뇨병의 고위험군

: 중증 비만

: 2형 당뇨병의 가족력

: 이전의 임신성 당뇨병 기왕력, 내당능 장애, 당뇨(glucosuria)

임신 초기 50 g 당부하 검사가 음성인 고위험군 산모는 24-28주에 다시 당뇨에 대한 평가를 시행

2) 확진 검사

50 g 당부하 검사 결과가 130-140 mg 이상인 산모에게 금식 후 100 g 당부하 검사를 시행. 진단 기준으로 Carpenter-Coustan criteria가 가장 널리 쓰이고 있음(표 13-1)

선별검사 없이 금식 후 75 g 당부하 검사 시행도 시행되고 있음. 기준은 표 13-1 참조

3) 100 g 당부하 검사 시 유의점

표 13-1. 임신성 당뇨병 확진 검사 진단 기준

		공복	1시간	2시간	3시간	양성 판정
NDDG	100 g	105	190	165	140	2개
Carpenter-Coustan	100 g	95	180	155	140	2개
WHO	75 g	126		140		1개
ADA	75 g	95	180	155		2개
IADPSG/ADA	75 g	92	180	153		1개

NDDG, National Diabetes Data Group; WHO, World Health Organization; ADA, American Diabetes Association; IADPSG, International Association of the Diabetes and Pregnancy Study Groups

① 검사는 호르몬의 영향을 받으므로 오전에 시행한다.

② 금식시간이 14시간을 초과하지 않도록 한다.

③ 검사 전 적어도 3일 이상은 식사 및 활동을 제한하지 않는다.

④ 식사에 탄수화물이 충분히 포함되어야 한다. (150 g/day)

⑤ 검사기간 중 담배는 금하며 종료 시까지 앉아 있어야 한다.

⑥ 구토가 발생할 수 있으므로 5분에 걸쳐 서서히 포도당 용액을 마신다.
⑦ 검사가 끝나면 간단한 스낵이나 음료수를 마신다.
⑧ 포도당 투여 전, 공복 혈당이 매우 높다면 진단하기에 충분하고 더 이상의 포도당 투여는 태아에게 위험할 수 있기 때문에 검사를 중지할 수 있다.

3 처치

1) 개요

(1) 당뇨병 임신: 임신 중 인슐린 요구량의 변화가 있고 저혈당 및 케톤산증의 위험이 높으므로 더욱 면밀한 관리가 필요

(2) 임신성 당뇨병: 자가 혈당 측정을 하며 식이요법과 운동요법을 1-2주 정도 시행 후 목표 혈당(공복혈당 95 mg/dL 이하, 식후 1시간 혈당 140 mg/dL 식후 또는 식후 2시간 혈당 120 mg/dL 이하)에 도달하지 못하면 인슐린 투여를 고려

2) 혈당 관리

(1) 혈당은 하루 4회 측정이 권장됨 (공복, 식후 1시간 또는 2시간)

(2) 하루 2회 이하의 측정은 권장되지 않음

표 13-2. 임신 중 혈당 목표

Fasting	70-95 mg/dL
Premeal	< 100 mg/dL
Postprandial 1-hr	110-140 mg/dL
Postprandial 2-hr	100-120 mg/dL
During the night	> 60 mg/dL
Mean	100 mg/dL
HbA1C	< 6% (7%)*

* 평소 HbA1C가 높았던 임산부

3) 운동 요법

(1) 최소 5일, 30분 이상 중등도 강도의 유산소 운동 (최소 150분/주)

(2) 매 식사 후 10-15분 정도 가볍게 걷는 것은 식후 혈당 조절에 도움이 됨

4) 식이요법

(1) 총 열량: 표준 체중인 경우 25-35 kcal/kg/day + 300-350 kcal (임신 후기 필요 열량) (사무직 25-30 kcal, 주부·학생 30-35 kcal)

: 비만인 경우 총열량에서 30% reduction

(2) 섭취 방법: 하루 3회 식사, 2-4회 간식

(3) 식사 사이 간격: 식사와 식사 사이 시간 5-6시간, 식사와 간식 사이 시간 2.5-3시간

(4) 영양분 구성 비율: 탄수화물 33-40%, 단백질 20%, 지방 40%

(5) 탄수화물 섭취를 제한하고 이를 지방으로 대체하는 식단은 lipolysis를 강화하여 free fatty acids를 상승시키고 임산부의 인슐린 저항성을 악화시킴

5) 약물 치료

인슐린은 태반을 통과하지 않으므로 임신 중 당뇨 처치에 경구혈당 강하제보다 선호됨

(1) 임신 중 인슐린 투여 시 고려사항

① 임신 초기에는 인슐린 민감도가 증가하여 인슐린 요구량이 감소(당뇨병 임신 시 고려), 임신 초기 1형 당뇨병 임산부는 저혈당 위험도가 증가함

② 인슐린을 처음 시작할 때는 하루 0.7-1.0 unit/kg 용량을 나누어 투여

③ 16주부터 인슐린 저항성이 증가하기 시작하여 36주까지 매주 5%씩 인슐린 요구량이 늘어남

④ 공복 및 식후 모두 고혈당이 있는 경우 지속성 인슐린과 속효성 인슐린 모두를 사용하고, 공복 고혈당만 있는 경우 취침 전 중간형 인슐린을 투여할 수 있음

표 13-3. 흔히 사용되는 인슐린 제제의 작용 시간

Type	Onset of Action	Peak of action (h)	Duration of action (h)
Lispro	1-15min	1-2	4-5
Aspart	1-15min	1-2	4-5
RI	30-60min	2-4	6-8
NPH	1-3h	5-7	13-18
Glargine	1-2h	No peak	24
Determir	1-3h	Minimal peak at 8-10	18-26
Degludec	30-90min	No peak	42

RI: regular insulin

표 13-4. 임상에서 혈당과 인슐린 용량 조절 예시*

Time	BST (mg/dL)		
7am	≥ 105	Increase bed time long-acting insulin	
8am			아침식사
9am	≥ 140	Increase premeal short insulin	
11am	≥ 105	Skip snack	간식
1pm			점심식사
2pm	≥ 140	Increase premeal short insulin	
4pm	≥ 105	Skip snack	간식
6pm			저녁 식사
7pm	≥ 140	Increase premeal short insulin	
10pm	< 60	Decrease premeal short-acting insulin	간식

* SMC high-risk pregnancy manual

4 산과적 처치

1) 당뇨병과 전자간증

(1) 당뇨병 임신은 전자간증의 위험도를 높이므로 임신 기간 중 저용량 아스피린을 투여(가능한 12-16주 사이에 투여 개시)

(2) 임신성 당뇨병에서의 저용량 아스피린에 대한 근거는 부족

(3) 내당능 장애에서도 아스피린 투여에 대한 근거는 부족

2) 태아 관리

(1) 정밀 초음파: 태아 기형과 연관성이 있으므로 태아 구조적 평가 특히, 심기형 산전진단을 위한 심장 초음파가 권장됨

(2) 거대아뿐 아니라 발육지연도 증가하므로 태아 성장을 잘 평가해야 함

(3) 발육지연이 의심되는 경우 도플러 검사 시행

(4) 당뇨병 임신이나 GDMA2 인 경우 임신 32주부터 주 1-2회 비수축검사를 시행, 혈당 조절이 불량한 경우 더 이른 시기부터 태아 안녕평가를 시행

3) 분만 시기

표 13-5. 임상 상황별 권장되는 분만 시기

Factor	Delivery timing
GDM with good glycemic control	Expectant until term
Poor controlled GDM	$37^{0/7}$–$38^{6/7}$
DM without vascular complications and well controlled blood glucose	$39^{0/7}$–$39^{6/7}$
DM with vascular complications or poorly controlled blood glucose	$36^{0/7}$–$38^{6/7}$
Abnormal NST, failed sugar control	$34^{0/7}$–$36^{6/7}$

4) 분만 진통 중 관리

(1) 혈당을 1-2시간 간격으로 측정하면서 혈당을 100 mg/dL 정도로 유지

(2) 혈당이 100 mg/dL 이하면 10% DW 50 mL/hr → 2시간 간격으로 확인하며 혈당 100 mg/dL 이하면 50 mL/hr 유지, 100 mg/dL 이상이면 10 mL/hr로 속도 줄이기

(3) 혈당이 지속적으로 100 mg/dL 이상이면 인슐린 투여(regular insulin)

BST	Insulin dose	Fluid
100−140 mg/dL	1 U/h	D5S
141−180 mg/dL	1.5 U/h	NS
181−220 mg/dL	2.0 U/h	NS
> 220 mg/dL	2.5 U/h	NS

(4) 제왕절개를 시행하는 경우 가능한 이른 오전에 시행

5 출산 후 처치

(1) 출산 후 인슐린 요구량은 대부분 감소

(2) 임신 중 사용 용량의 50% 정도를 투여

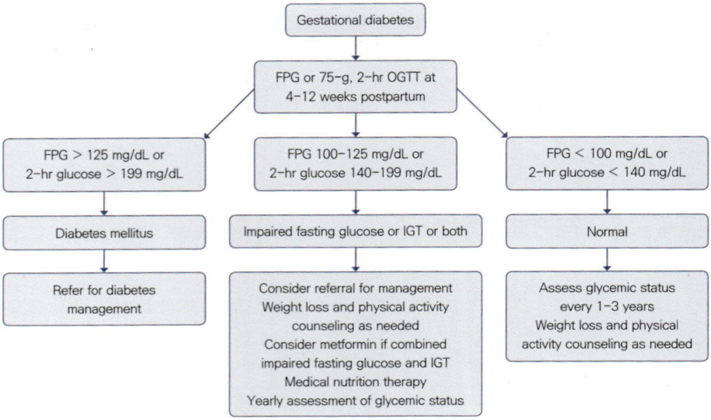

그림 13-1. 출산 후 당부하 검사 결과에 따른 처치.

참고문헌

1. 대한산부인과학회. 산과학. 제6판. 군자출판사; 2021.
2. 대한모체태아의학회. 증례중심 모체태아의학회. 제1판. 군자출판사; 2020.
3. ACOG practice bulletin No. 190: Gestational diabetes mellitus. Obstet Gynecol. 2018;131:e49-64.
4. American College of Obstetrics and Gynecologists' Committee on Practice Bulletins. ACOG practice bulletin No. 201: Pregestational diabetes mellitus Obstet Gynecol 2018;132:e228-48.
5. Dude A, Niznik CM, Szmuilowicz ED, et al. Management of diabetes in the intrapartum and postpartum patient. Am J Perinatol. 2018;35:1119-26.

김석영 (아주의대)

CHAPTER 14

급성 복통의 감별진단

Differential Diagnosis of Acute Abdominal Pain in the second and third Trimester of Pregnancy

1 핵심요약(진단을 위한 기본 접근)

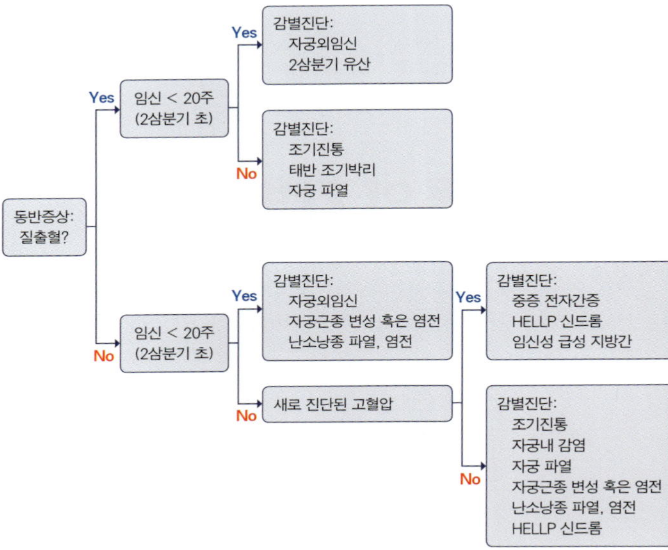

그림 14-1. 감별이 필요한 산부인과적 원인.

표 14-1.

우상복부	좌상복부
• 급성 담낭염 • 급성 췌장염	• 역류성 위식도 질환 • 위염 • 위 궤양 • 급성 췌장염
우하복부	**좌하복부**
• 충수돌기염(상복부 위치도 가능) • 요로 결석(옆구리-등 통증)	• 요로 결석

산부인과적 원인이 배제된 경우(태아 안녕 확인 후) 압통 위치에 따른 흔한 감별진단

2 진단을 위한 접근 방법

1) 병력 청취

기본 병력 유무, 복통의 급성 혹은 만성 여부와 증상의 위치, 강도, 주기 및 동반증상(질출혈, 질분비물, 두통 등)에 대한 자세한 병력청취 필요. 과거 임신의 합병증(전자간증, 태반조기박리 등)이 현재 임신에서도 재발할 수 있기 때문에 이전과 현재 임신 모두에서의 병력 청취가 매우 중요

2) 신체 진찰

(1) 활력 징후

(2) 복부 검사: 일반 환자의 검사와 동일. 즉, 전체 복부의 압통 및 반발통 여부, 하나 임신 12주 이상, 즉 2삼분기부터는 자궁이 골반을 벗어나 복부 내 위치하므로 다른 기관의 해부학적 위치를 변화시키거나 복막 징후(rebound tenderness, muscle guarding)를 가릴 수 있다는 것을 염두. 예를 들어, 충수돌기염의 압통 위치는 McBurney's point에서 우측 옆구리쪽, 혹은 배꼽 위치로 상향 이동

(3) 자궁: 임신주수에 적절한 자궁 크기인지 파악. 압통 및 수축여부, 빈도 등을 평가. 정상 임신에서의 자궁은 압통이 없고 말랑하게 촉지되나 압통을 호소하거나 단단히 촉지되는 경우 진통, 태반조기박리 등을 의심

(4) 태아 심박수

(5) 골반 내진검사: 검사의 금기증(양막파열, 전치태반 등)이 아닐 시 내진을 통해 자궁경부의 개대 및 숙화 정도를 확인

3) 혈액검사 및 요검사

(1) 기본검사: 전혈구검사, 전해질 및 신기능, 간기능, 소변검사 등 일반적인 검사

(2) 활력 징후가 불안정할 시(저혈압, 빈맥): coagulation studies, blood and urine cultures, CRP 등의 추가 검사를 통해 출혈 혹은 감염 여부를 확인

(3) 혈액검사에서도 임신의 생리학적 변화는 감염 및 잠복 출혈과 관련된 수치와 유사할 수 있어 감별 필요

① 백혈구 수(WBC): 임신 중 정상 범위가 10,000–14,000 cells/mm^3, 진통 시는 20,000–30,000 cells/mm^3, 산후 약 1주일 후에는 임신 전 정상 수치로 회복

② 헤모글로빈 농도(Hb/Hct): 임신 후반으로 갈수록 적혈구량보다 혈장량이 증가하면서 생리적 빈혈이 발생할 수 있음(≥ 10.5–11.0 g/dL)

4) 영상검사

(1) 초음파: 임신 중 가장 선호되는 진단 방법. 태아 상태, 체중, 양수량을 비롯한 modified biophysical profile, 자궁 및 기타 골반을 평가. 그 외 임신 관련이 아닌 타과적 응급 상황을 감별하기 위해 영상의학과 초음파를 통해 산모의 신장, 충수돌기, 담낭 등을 평가할 수 있음

(2) 복부 자기공명영상(MRI): CT에 비해 전리 방사선 노출 없이 사용할 수 있고 CT와 비슷하거나 더 나은 성능을 보인다는 장점이 있어 MRI가 가능하다면 CT보다 안전하게 사용할 수 있음. 조영제 없이 촬영 가능하고 임상적으로 꼭 확인해야 하는 병변이 의심될 때 제한적으로 조영제(가돌리늄: 태반 통과)를 사용할 수 있음

(3) 복부 컴퓨터 단층촬영(CT): 감별진단에 반드시 필요한 경우에 제한적으로 사용 가능. 태아에 대한 우려로 인해 진단 및 치료가 지연되어서는 안 되나 복부 CT는 brain이나 chest CT에 비해 방사선 조사량이 높기 때문에 매우 조심스럽게 행해져야 함

3 복통의 감별질환 및 치료

1) 임신성 원인

(1) Life-threatening causes

① 태반 조기 박리: 급성 태반 박리는 흔히 질출혈과 함께 복부 또는 허리 통증, 자궁 압통, 자궁 강직, 수축 등이 동반. 비정상 태아 심박수 패턴, 산모의 파종성 혈관내 응고, 태아 사망이 흔히 발생할 수 있음. 초음파에서 융모막하 혈전은 항상 보이지 않고 진단은 임상적으로 이루어짐. 임신주수 및 NST검사를 통해 필요시 응급 분만

② 임신 관련 간 질환: 상복부 통증을 유발할 수 있음. 중증의 전자간증(preeclampsia with severe features), HELLP 신드롬, 임신성 급성 지방간(acute fatty liver of pregnancy) 등의 질환이 있으며 특징이 중복되어 구별하기 어려울 수 있음. 진단은 특징적인 증상과 함께 혈액검사, 요검사, 초음파 검사 등으로 이루어지며 공통적으로 '출산'만이 궁극적인 치료

(2) Common causes

① 진통(labor): 산모가 복통을 호소할 때 항상 염두에 두어야 할 첫 번째 원인. 자궁수축 빈도 및 강도, 지속시간이 증가하면서 복통과 함께 경미한 질출혈 및 양막 파열이 동반될 수 있음. 37주 이전 규칙적인 진통과 더불어 자궁경부의 변화가 있을 시 조기진통으로 진단하여 임신주수에 따라 자궁수축억제제, 태아 폐성숙을 위한 스테로이드 등을 투여할 수 있음

② 양막 내 감염(intra-amniotic infection): 복통 혹은 자궁수축과 함께 양수 파막, 발열, 산모나 태아의 빠른 심박수, 백혈구증가증(leukocytosis) 등이 동반될 수 있음. 항생제 사용이 원칙으로 발열이 지속될 시 분만 고려 필요

③ 임신 2삼분기 유산: 대부분의 증상은 출혈로 시작되고 주기적인 통증 혹은 골반 압박감, 치골 상부의 둔중감 등 다양한 증상을 호소. 질출혈만 있는 경우보다 하복통과 출혈 동시에 호소하는 경우 더 의심할 수 있음. 초음파를 통해 태아심박동 여부를 확인하고 유산을 진단할 시 분만을 유도

2) 비임신성 원인

(1) Common causes

① 자궁근종의 변성 혹은 염전(fibroid degeneration or torsion): 대부분 임신 중 증상이 없으나 변성이 일어날 경우 통증이 있을 수 있음. 특히 직경이 5 cm 이상일 때 더 흔하고 유경성 근종(pedunculated type)일 경우 비틀림의 위험이 있어 초음파를 통한 진단이 필요. 특히 초음파에서 probe-induced tenderness 위치가 근종 위치와 동일하다면 의심해 볼 수 있고 도플러도 진단에 도움될 수 있음. 조절되지 않는 통증이 반복될 경우 진단복강경 또한 고려 가능

② 출혈성 난소 낭종(bleeding ovarian cyst): 난소 낭종의 파열 혹은 출혈 시 일측성 하복부 통증이 갑작스럽게 시작될 수 있음. 초음파에서 난소나 팔관 주변으로 hematoma 혹은 커져 있는 cyst가 관찰될 수 있고 활동성 출혈이 아닐 경우 경과관찰 가능

③ 변비(constipation), 위식도 역류질환(gastroesophageal reflex)

(2) Uncommon causes

① 부속기 염전(adnexal torsion): 주로 1삼분기에 흔하나 2삼분기 초에도 일어날 수 있고 특히 난소낭종이나 배란유도 후 다낭성의 난소크기 증가 시 위험도 증가. 증상 및 초음파로 진단할 수도 있으나 최종 진단은 수술을 통한 염전 소견의 직접적 확인이 필요

② 자궁 파열(uterine rupture): 심한 복통과 함께 태아 심박수 이상, 태아 사망, 자궁 압통, 복막 자극, 질출혈, 쇼크 등 치명적인 소견으로 나타날 수 있음. 대부분의 자궁 파열은 이전에 제왕절개 출산, 전근층을 포함한 자궁근종 절제술을 받은 진통 있는 환자에게서 발생. 응급 분만의 적응증이며 수술 중 대량의 출혈 가능성에 대해 설명이 필요

③ 자궁 염전(uterine torsion): 자궁의 종축을 중심으로 45도 이상 회전 시 자궁 염전으로 진단. 드문 합병증으로 자궁근종, 뮐러관 기형, 골반 유착 등의 위험요인이 보고. 염전 정도에 따라 복통, 메스꺼움, 구토, 질출혈, 태아 서맥 및 산모 쇼크 등이 나타나고 최종 진단은 진단적 개복술을 통해 이루어져 분만 및 자궁의 detorsion이 필요

④ 신우신염(acute pyelonephritis): 옆구리 통증과 더불어 오심, 구토, 발열이 동반. CVAT 양성, pyuria 소견이 특징적. 항생제 사용이 필요

⑤ 요로 결석(ureter stone): 갑작스런 심한 옆구리부터 등 통증이 특징적. 소변 검사상에서 hematuria, pyuria가 보일 수 있고 초음파에서 심할 시 hydronephrosis가 동반될 수 있음. 충분한 수분 공급과 함께 통증 조절

⑥ 이 외 급성 간염, 췌장 질환, 부신 출혈, 염증성 장질환, 외상 등을 고려

3) 외과적 원인: 아래 질환으로 진단될 시 응급 수술 필요한 경우가 대부분

(1) Common causes

① 급성 충수염(acute appendicitis): 임신 중 외과적 수술의 가장 흔한 원인. 임신 단계에 상관없이 대다수의 환자에서 McBurney's point에서 몇 cm 이내에서 통증을 호소하나 자궁 크기에 따라 그보다 상방으로 통증 위치가 옮겨갈 수 있음. 초음파로 진단되지 않을 경우 필요시 CT나 MR 영상검사를 고려. 수술은 주수 및 자궁 크기에 따라 복강경 혹은 개복술로 진행

② 담낭 관련 질환(gallbladder disease): 임신으로 인해 담석이 형성되기 쉽고 우측 상복에 국한되어 통증을 호소하는 경우가 많음. 병력청취, 신체검사, 혈액검사와 함께 초음파를 통해 진단하여 급성과 만성을 구별해야 함. 급성 담낭염일 경우 복강경하 담낭절제술

③ 장 폐색(bowel obstruction): 자궁이 상복부로 커지면서 유착과 장 염전(volvulus)이 있는 경우에서 생길 수 있음

(2) Uncommon causes

① 위궤양 천공(perforated ulcer): 임신 중 위식도 역류질환과 증상이 비슷하나 복통이 심할 시 병력청취와 함께 단순 복부 방사선 사진을 통해 free air 확인을 통해 진단

② 간 파열(hepatic rupture): 임신 중 드물지만 HELLP syndrome, trauma, preeclampsia with severe feature와 동반되어 나타날 수 있음

참고문헌

1. Iams JD. Prediction and early detection of preterm labor. Obstet Gynecol. 2003;101(2):402-12.
2. Lurie S, Rahamim E, Piper I, et al. Total and differential leukocyte counts percentiles in normal pregnancy. Eur J Obstet Gynecol Reprod Biol. 2008;136(1):16-9.
3. Acker DB, Johnson MP, Sachs BP, et al. The leukocyte count in labor. Am J Obstet Gynecol. 1985;153(7):737-9.
4. Spalluto LB, Woodfield CA, DeBenedectis CM, et al. MR imaging evaluation of abdominal pain during pregnancy: appendicitis and other nonobstetric causes. Radiographics. 2012;32(2):317-34.
5. Ray JG, Vermeulen MJ, Bharatha A, et al. Association Between MRI Exposure During Pregnancy and Fetal and Childhood Outcomes. Jama. 2016;316(9):952-61.
6. Kanal E, Barkovich AJ, Bell C, et al. ACR guidance document on MR safe practices: 2013. J Magn Reson Imaging. 2013;37(3):501-30.
7. Sapra KJ, Buck Louis GM, Sundaram R, et al. Signs and symptoms associated with early pregnancy loss: findings from a population-based preconception cohort. Hum Reprod. 2016;31(4):887-96.
8. Strobelt N, Ghidini A, Cavallone M, et al. Natural history of uterine leiomyomas in pregnancy. J Ultrasound Med. 1994;13(5):399-401.
9. Neiger R, Sonek JD, Croom CS, Ventolini G. Pregnancy-related changes in the size of uterine leiomyomas. J Reprod Med. 2006;51(9):671-4.
10. Smorgick N, Pansky M, Feingold M, et al. The clinical characteristics and sonographic findings of maternal ovarian torsion in pregnancy. Fertil Steril. 2009;92(6):1983-7.
11. Al-Zirqi I, Daltveit AK, Forsén L, et al. Risk factors for complete uterine rupture. Am J Obstet Gynecol. 2017;216(2):165.e1-8.
12. Tamir IL, Bongard FS, Klein SR. Acute appendicitis in the pregnant patient. Am J Surg. 1990;160(6): 571-5; discussion 5-6.
13. Ko CW, Beresford SA, Schulte SJ, et al. Incidence, natural history, and risk factors for biliary sludge and stones during pregnancy. Hepatology. 2005;41(2):359-65.
14. Kakarla N, Dailey C, Marino T, et al. Pregnancy after gastric bypass surgery and internal hernia formation. Obstet Gynecol. 2005;105(5 Pt 2):1195-8.
15. 대한산부인과학회. 산과학. 제6판, 군자출판사; 2021.
16. Mark B Landon, Gabbe's obstetrics: normal and problem pregnancies. 8th Ed. Elsevier;2021.

MEMO

- CHAPTER 15 분만 중 태아모니터링
- CHAPTER 16 유도분만
- CHAPTER 17 난산
- CHAPTER 18 산욕열

제3장

분만

김호연 (고려의대)

CHAPTER 15

분만 중 태아모니터링

Intrapartum fetal monitoring

- 분만 중 태아심박동 모니터링은 진통과 출산과정에서 태아 안녕평가를 위한 필수적인 처치이다.
- 분만 중 태아심박동수 양상으로 기초태아심박동(baseline), 변이도(variability), 심박동수 증가(acceleration), 심박동수 감소(deceleration)가 있다.
- 변이도는 무, 최소, 중등도, 심한 변이도가 있으며 무변이도와 최소변이도는 지속적인 관찰이 필요하다.
- 태아심박동수 증가(acceleration)가 보이면 태아 저산소증 가능성이 낮다.
- 태아심박동수감소에는 이른(early), 늦은(late), 다양성(variable)과 지속성(prolonged) 종류가 있고 무와 최소변이도를 보이면서 늦은, 다양성 또는 지속성 심박동수 감소가 반복적으로 발생할 경우 태아 저산소증이나 산증과 관련 있다.
- 굴모양곡선(sinusoidal) 태아심박동수는 심한 태아빈혈에서 발생한다.
- 2분 간격 이내의 자궁수축은 태아의 저산소증과 연관이 있어 태아심박동에 영향을 준다.
- 안심할 수 없는(non reassuring) 태아 상태인 경우 태반에 산소를 많이 공급하기 위해 신속한 처치를 한다.
- 분만 제1기의 활동성 진통이 있는 경우 저위험군에서 30분마다 고위험군에서 15분마다 모니터링을 한다.
- 분만 제2기의 활동성 진통이 있는 경우 저위험군에서 15분마다 고위험군에서 5분마다 모니터링을 한다.

1 정의

1) 전자태아감시

태아의 병태생리학적 상태를 반영할 수 있는 태아심박동을 지속적으로 그래프-종이 또는 그래프-모니터에 입력하는 방법

(1) 장점: 태아 사망률, 신생아 이환율과 사망률 감소, 의료진의 의료분쟁 시의 방어

(2) 단점: 제왕절개술 분만 증가, 주산기 사망률이나 뇌성마비는 감소하지 않음

2) 종류

(1) 내부 전자 감시(internal [direct] electronic monitoring): 직접 태아 두부에 electrode를 부착하여 감시

(2) 외부 전자 감시(external [indirect] electronic monitoring): 초음파 도플러 기전을 사용한 산모의 배를 통한 감시

3) 다른 분만 중 태아 평가 방법

(1) 태아 두부 혈액 채취(fetal scalp blood sampling)

(2) 두부자극(scalp stimulation)

(3) 진동자극(vibroacoustic stimulation)

(4) 태아 산소포화도 검사(fetal pulse oximetry)

(5) 태아 심전도(fetal electrocardiography)

2 태아심박동수의 양상(pattern of fetal heart rate)

1) 기초 태아심장 활동도(baseline fetal heart activity)

(1) 스케일링 지표(scaling parameter)

① 세로축: 1 cm는 1분에 30 beat per minute (BPM)으로 30에서 240 bpm으로 되어 있음

② 가로축: 1 cm나 3 cm가 1분을 가리키며 3 cm의 속도인 경우 변이도가 적은 곡선으로 기록됨(그림 15-7)

(2) 태아심박동수(fetal heart rate)

양상	정의
기초태아심박동 (baseline)	1. 10분 동안의 평균 심박동(5회 심박동은 반올림) - 주기적 또는 일시적 변화 - 뚜렷한 태아심박동 변동성 기간(periods of marked FHR variability) - 분당 25회 이상의 차이가 보이는 경우 2. 적어도 2분에서 10분 동안의 태아심박동(baseline) 3. 정상 기초태아심박동(baseline): 110-160 bpm 4. 서맥(bradycardia): 분당 110회 이하(그림 15-2) 5. 빈맥(tachycardia): 분당 160회 이상(그림 15-3)
기초 변이도 (baseline variability)	1. 진폭과 빈도가 불규칙적인 기초태아심박동 변이도 (fluctuations in the baseline) 2. 변이도: 최고와 처저의 분당 심박동의 진폭으로 평가 - 무(absent) 변이도: 진폭이 없음 - 최소(minimal) 변이도: 분당 5회 이하의 진폭 - 중등도(moderate) 변이도: 분당 6-25회 진폭(그림 15-1) - 심한(marked) 변이도: 분당 25회 초과의 진폭
태아 심박동수 증가 (acceleration) (그림 15-1)	1. 임신 32주 이후: baseline보다 분당 15회 이상의 상승이 15초 이상 또는 2분 미만으로 소요되는 경우 2. 임신 32주 이전: baseline보다 분당 10회 이상의 상승이 10초 이상 또는 2분 미만으로 소요되는 경우 3. 지속되는 상승은 2분에서 10분 미만으로 하며 10분 이상이면 baseline 변화로 정의함

양상	정의
이른 태아심장박동수 감소 (early deceleration) (그림 15-4)	자궁수축에 따른 대칭적인 태아심박동 감소이며 태아심박동 감소의 최저점이 자궁수축의 최고점과 일치함. (태아심장박동수 감소의 시작과 최저점에 이르기까지의 시간이 최소 30초 이상의 감소) 분당 20-30회 이내로 감소
늦은 태아심장박동수 감소 (late deceleration) (그림 15-5)	자궁수축에 따른 대칭적인 태아심박동 감소이며 자궁 수축의 최고점 이후에 태아심박동 감소의 최저점이 발생. 분당 10-20회 이내로 감소
다양성 태아심장박동수 감소 (variable deceleration) (그림 15-6)	갑작스런 태아심장박동수 감소. 태아심장박동수의 감소는 보통 15 bpm 이상, 15초 이상이며 2분 이내이다. 감소에 앞서 태아심장박동수 증가가 선행되고 또한 그 직후에 기초태아심장박동수 수준으로 복귀함
지속성 태아심장박동수 감소 (prolonged deceleration) (그림 15-7)	태아심박동 감소가 15 bpm 이상이고 태아심장박동수 감소의 시작부터 기초태아심장박동수의 수준으로의 복귀까지의 시간이 2분 이상, 10분 이하일 때
굴모양곡선 태아심장박동수 (sinusoidal) (그림 15-8)	1. 밋밋한 sine 파동선 양상의 분당 3-5회의 주기변동이 20분 이상 지속 2. 정의 - 기초태아심장박동수 120-160bpm - 진동폭 분당 5-15회 - 장기변이도 주기는 분당 2-5주기 - 밋밋하고 고정된 단기 변이도 - 굴모양곡선의 진동이 기초태아심장박동수 기준선의 위, 아래 - 태아심장박동수 증가가 없을 것
태아 서맥(그림 15-2)	< 분당 110 bpm 원인: 태아부정맥(그림 15-2), 태아 저산소증, 태반조기박리, 산모저체온증
태아빈맥(그림 15-3)	> 분당 160 bpm 원인: 산모 발열, 태아 가사(빈맥 후 서맥으로 이어짐), 태아부정맥, 부교감신경억제약물 또는 교감신경자극 약물

(3) 태아 심장박동수감소의 병태생리와 원인

	병태생리와 양상	원인
이른 태아심장박동수 감소	태아 두부가 자궁경부에 눌리면서 뇌혈류 공급이 감소하여 미주반사 활성화	자궁경부가 4 cm 이상 열리고 분만 진통이 한창 진행하는 중(분만 제1기 후반에서 제2기). 유일한 생리적 현상
늦은 태아심장박동수 감소	자궁-태반 혈류부족, 태반의 미세혈관질환 또는 국소적인 혈관수축	과도한 자궁수축(옥시토신 과도한 사용), 과숙아, 모성 고혈압, 결체조직 질환, 당뇨병, 심한 모성빈혈, 만성 태아빈혈, 태반조기박리 등
다양성 태아심장박동수 감소	1. 얇은벽의 태아정맥압박 먼저 발생하여 혈류량 감소 2. 압수용체에 의해 심박출량을 유지하기 위해 심장박동수 증가 3. 태아동맥 압박으로 태아 전신고혈압 발생하여 심박동 감소(회복은 반대로)	탯줄 압박이나 탯줄 내의 혈류를 억제하는 요인
지속성 태아심장박동수 감소		지속되는 탯줄압박, 태아의 두부압박, 심각한 태반 기능부전, 탯줄탈출, 자궁의 과도한 수축, 저혈압, 심각한 태반조기박리, 자궁경부마취, 자간증 경련, 분만 임박, 모체의 발살바 기법, 태아 두피에 전극의 삽입
굴모양곡선 태아심장박동수 (sinusoidal)	심한 태아 빈혈의 전조, 태아 혈액 내의 아르기닌-바소프레신 증가하면 부교감 신경의 활동도가 약화되어 이들이 직접 태아심장에 영향을 미쳐 굴모양곡선이 발생함. 태아 빈혈의 경우 수혈하면 호전됨	태아 빈혈(Rh-D 동종면역, 전치혈관의 파열, 태아-모체출혈, 쌍태아간 수혈 등), 양막염, 탯줄 폐쇄, 약물 (meperidine, morphine, alphaprodine, butorphanol)
태아심장부정맥 (fetal cardiac arrhythmia) (그림 15-3)	기초태아심장박동수 서맥이나 빈맥이 갑작스런 스파이크로 기록되는 경우	선천적 심차단 - 전도결함: 완전 방실차단(A-V block) 모체의 결체조직 질환, 심실위 부정맥 - 심장의 구조적 결함, 수종에 의한 심부전, 단독이면 예후 양호

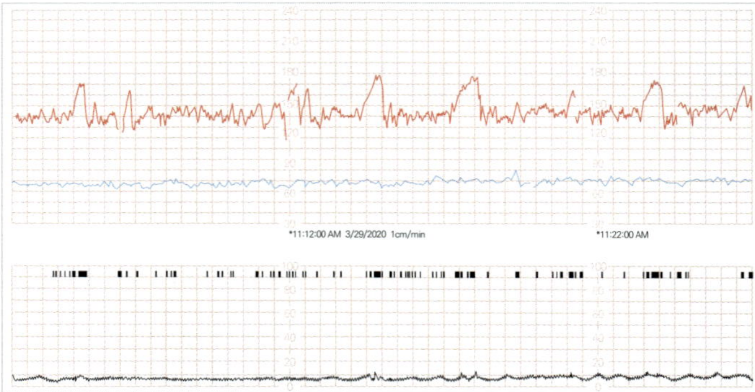

그림 15-1. 반응성 비수축검사(고려대학교 환자 증례). 24분 동안 측정한 태아심박동 모니터에서 최대 분당 15회 이상의 태아심박동 상승이 15초 이상 지속되는 심박동 상승이 2회 이상 보임. 중등도의 변이도를 보임.

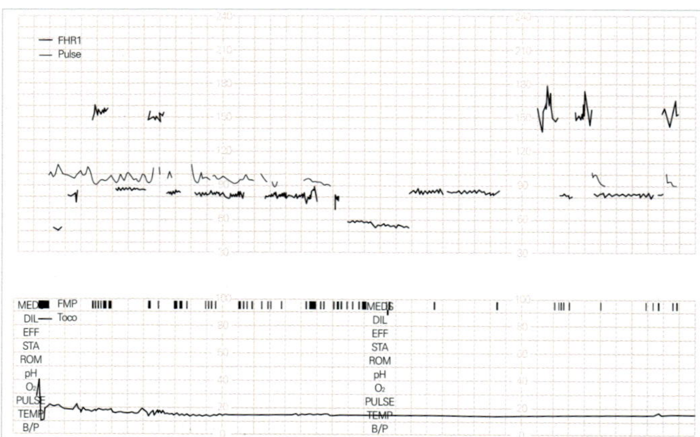

그림 15-2. 태아부정맥과 서맥(고려대학교 환자 증례). 임신 36주된 태아로 기초심박동이 분당 60회, 분당 85회, 분당 150회로 변동 소견을 보임. 산모의 심박동 95회로 태아심박동과 구별해서 확인해야 함.

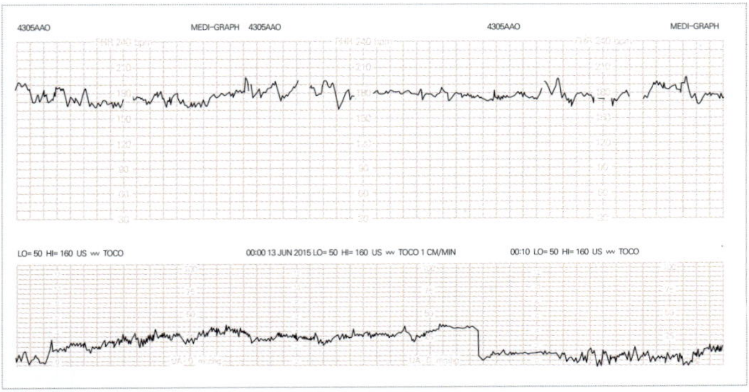

그림 15-3. 태아빈맥(고려대학교 환자 증례). 기초태아심박동이 평균 분당 180회.

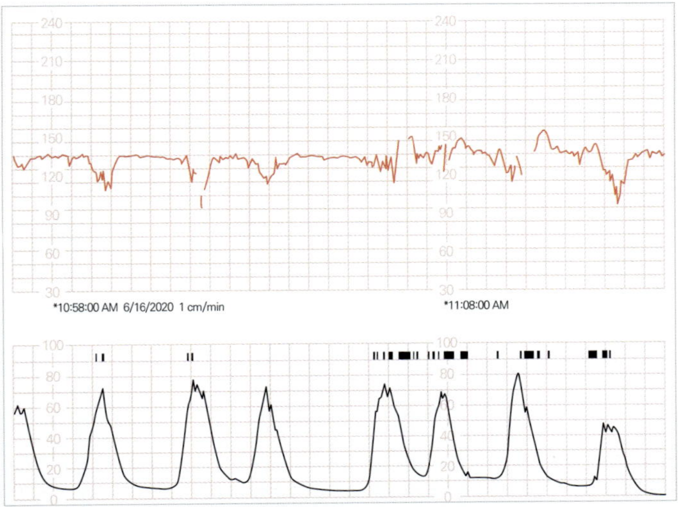

그림 15-4. 이른 태아심장박동수감소(early deceleration)(고려대학교 환자 증례). 임신 37주 된 미분만부가 진통이 3-4분마다 있어 내원하여 시행한 결과 자궁경부가 5 cm 열리고 하강도 0인 상태임. 기초심박동 분당 130-140회이고 자궁수축에 따른 대칭적인 태아심박동 감소가 보임.

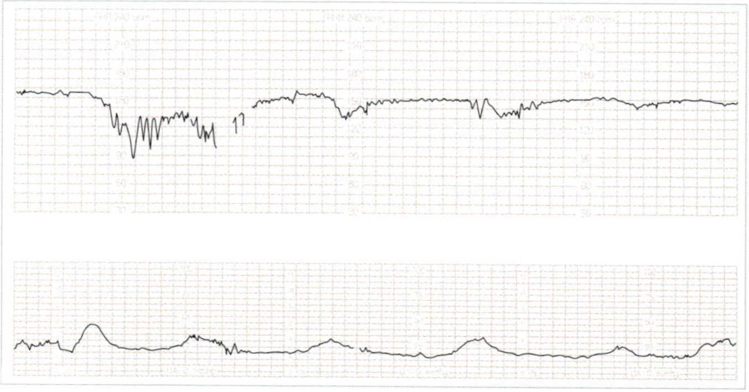

그림 15-5. 늦은 태아심장박동수 감소(late deceleration)(고려대학교 환자 증례). 자궁수축에 따른 대칭적인 태아심박동 감소이며 자궁수축의 최고점 이후에 태아심박동 감소의 최저점이 발생.

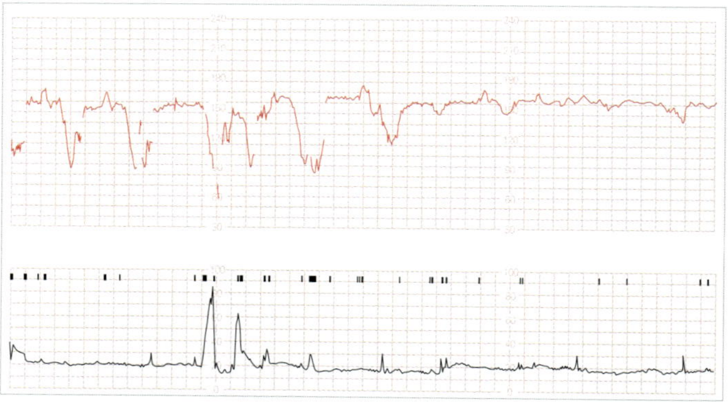

그림 15-6. 다양성 태아심장박동수 감소(variable deceleration)(고려대학교 환자 증례). 자궁수축과 관계없이 갑작스럽게 태아심장박동수가 감소했다가 회복됨.

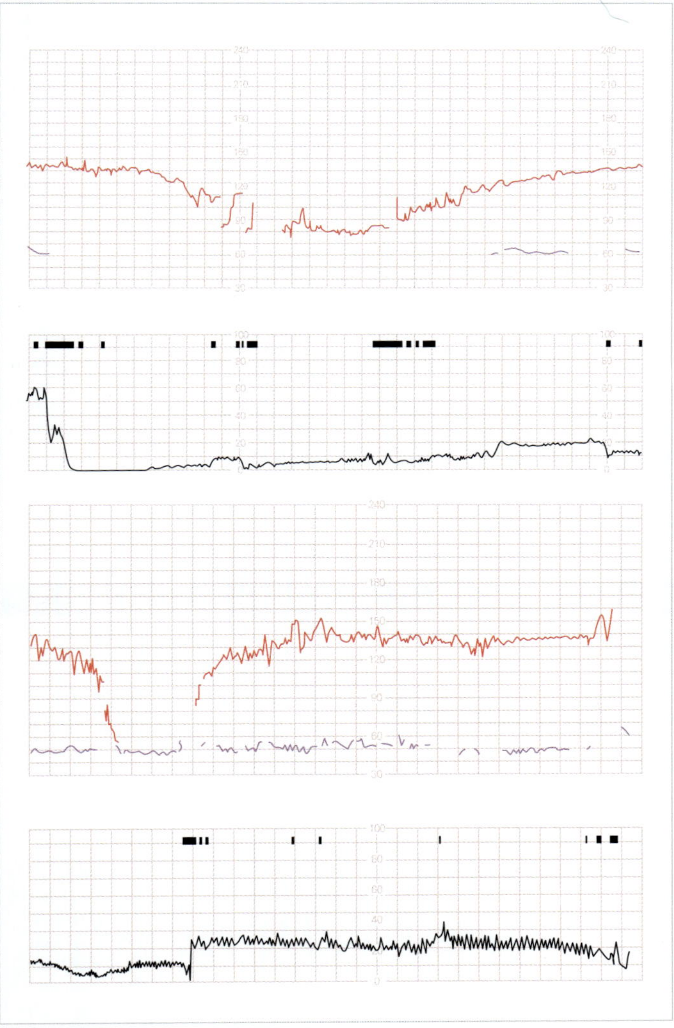

그림 15-7. 지속성 태아심박동 감소(prolonged deceleration)(아주대학교 환자 증례[위, 1분에 3 cm], 고려대학교 환자 증례[아래, 1분에 1 cm]). 4분 동안 지속되는 태아심박동 감소.

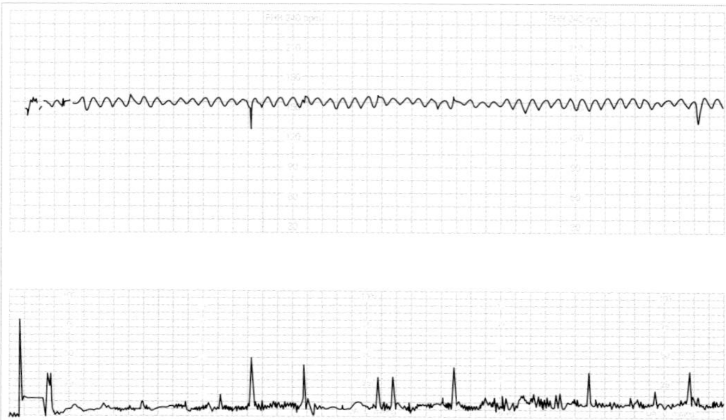

그림 15-8. 굴모양 곡선 태아심장박동수(sinusoidal pattern)(고려대학교 환자 증례). 39세 미분만부가 임신 33주 6일에 태동이 줄었다고 내원하였고 응급제왕절개술 시행함. 분만 후 시행한 신생아 혈색소 1.8 g/dL로 응급 수혈 시행함.

(4) 변이도의 양상 및 병태생리

	병태생리	임상적 원인
무변이도(absent variability) 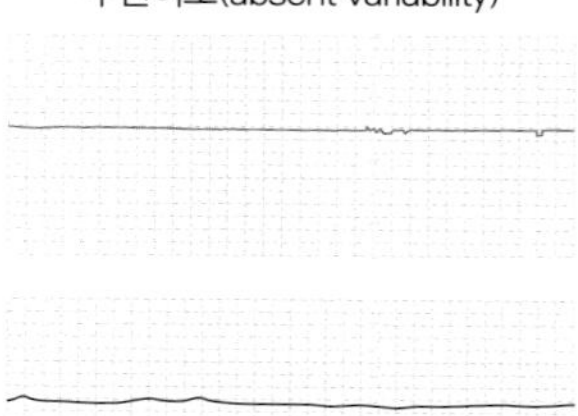	태아상태악화, 신경손상을 반영하는 소견, 저산소증보다는 산증	임박한 태아 사망, 발육제한태아, 산모의 당뇨성 케토산증, 태아의 이전 신경손상, 감염
최소변이도(minimal variability) 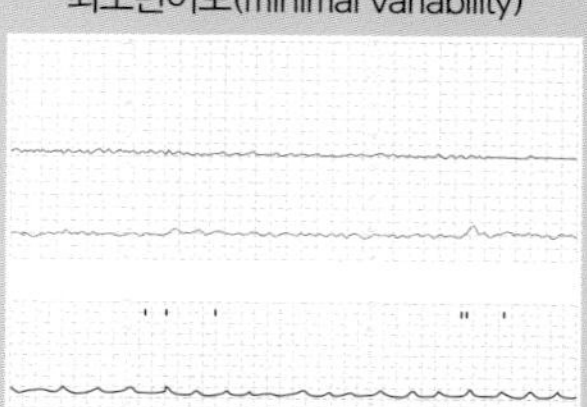	대사성 산증은 태아의 뇌줄기(brainstem)나 심장을 저하	태아수면 (50분 정도 관찰 후 상태 평가), 약물 (진통제, narcotic, barbiturate, phenothiazine, tranquilizer, 전신마취제, 스테로이드, 황산마그네슘)

	병태생리	임상적 원인
중등도 변이도(moderate variability)	저산소증이 없음	
심한 변이도(marked variability) 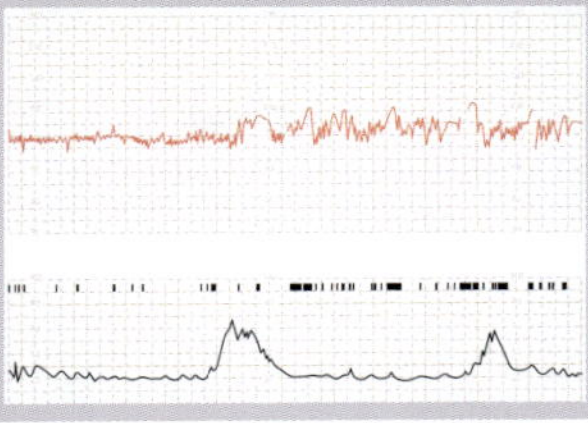	태아 호흡과 운동, 저산소증	
단기 변이도(short-term variability)		하나의 박동으로부터 다음 박동으로의 즉각적인 변화
장기 변이도(long-term variability)		1분 창에 나타나는 주기적인 변화

(5) 진통 시기에 따른 의미

① 분만 제1기: 상기 양상의 태아심박동 확인이 중요

② 분만 제2기: 태아심박동 감소가 흔하며 이른 태아심박동 감소가 반복되고 다양성 태아심박동 감소가 동반. 저산소증이 진행되면 태아빈맥이 나타나고 변동성이 감소하고 늦은 태아심박동 감소가 동반되고 결국에는 서맥으로 진행한다. 이러한 상황이 20분 이상 지속되면 태아가사가 발생할 가능성이 높다.

3 분만 중 자궁수축

(1) 정상 자궁수축: 10분당 5회 이하의 자궁수축

(2) 정상 태아심박동과 함께 문제없는 분만은 필요하지 않을 수 있으나 분만진행 시 자궁수축과 관련된 태아심박동 감소를 확인하기 위해서는 측정이 필요함

(3) 타키시스톨(tachysystole): 10분간 5회 초과의 자궁수축. 10분당 6회 이상의 자궁수축은 태아심박동 감소와 연관 있음

(4) 분만 제1기: 자궁수축력은 25 mmHg에서 강도가 세지며 50 mmHg로 증가

(5) 분만 제2기: 10분당 5-6회의 빈도로 80-100 mmHg로 증가

4 안심할 수 없는 태아 상태(non-reassuring fetal heart rate)

1) 정의

태아곤란증의 모호한 정의로 곤란증이 없는 아이들도 제왕절개술을 하게 되어 제왕절개술의 증가를 초래하였다. 따라서 불명확한 태아곤란증보다는 안심할 수 없는 상태라는 용어를 사용함으로써 명확하게 정의하기 위해 도입된 개념이다. 따라서 태아의 상태에 대해 의심을 배제할 수 없거나 신뢰할 수 없을 때 정의한다. 다음과 같은 태아심박동 해석 체계를 구축하였으나 처치 권고안을 만들기에는 한계가 있다.

2) 태아심박동 해석 체계

(1) 3단계 태아 심장박동 해석 체계(three-tier fetal heart rate interpretation system)

<table>
<tr><th>Category</th><th></th><th colspan="2"></th></tr>
<tr><td>1단계
Category I
정상</td><td>모든 기준을 만족시키는 경우</td><td colspan="2">• 기초 심장박동수: 110-160 bpm
• 기초 변이도: 증등도(moderate)
• 늦은 혹은 다양성 태아심장박동수 감소: 없음
• 이른 태아심장박동수 감소: 있거나 없음
• 태아심장박동수 증가: 있거나 없음</td></tr>
<tr><td>2단계
Category II</td><td colspan="3">중간: 1단계와 3단계에 속하지 않는 경우가 이에 해당함</td></tr>
<tr><td rowspan="2">3단계
Category III
비정상</td><td rowspan="2">하나에 해당하는 경우</td><td>• 무(absent)변이도를 보이면서 다음 중 어느 하나에 해당하는 경우</td><td>- 반복적인 늦은 태아심장박동수 감소
- 반복적인 다양성 태아심장박동수 감소
- 태아서맥</td></tr>
<tr><td colspan="2">굴모양 곡선(sinusoidal) 양상을 보이는 경우</td></tr>
</table>

(2) 5단계 태아 심장박동 해석 체계(five-tier fetal heart rate interpretation system)

<table>
<tr><td>녹색</td><td colspan="3">정상 기초 태아심박동수와 중간 기초변이도. 이른 또는 경한 다양성 심장박동수 감소가 있거나 없는 경우</td></tr>
<tr><td rowspan="2">청색</td><td>중등도 변이도인 경우</td><td colspan="2">가. 이른 또는 경한 다양성 심장박동수 감소를 동반한 빈맥
나. 중등도 다양성 태아심박동수 감소 또는 경한 늦은 태아심박동 감소를 동반한 정상 기초심박동수</td></tr>
<tr><td>최소변이도인 경우</td><td colspan="2">가. 심박동감소가 없는 빈맥
나. 이른 태아심박동감소가 있거나 없거나 정상 기초 심박동수</td></tr>
<tr><td>노란색 (yellow)</td><td>문헌 참고</td><td></td><td></td></tr>
<tr><td>주황색 (orange)</td><td>문헌 참고</td><td></td><td></td></tr>
<tr><td rowspan="3">붉은색 (red)</td><td>최소변이도인 경우</td><td colspan="2">가. 심한 늦은 태아심박동수 감소를 동반한 빈맥
나. 심한 늦은 또는 지속성 태아 심박동수 감소를 동반한 정상 기초심박동수
다. 다양성, 늦은 또는 지속성 태아심박동수 감소를 동반한 경한 또는 중간 또는 심한 서맥</td></tr>
<tr><td colspan="3">무변이도인 경우 모든 태아심박동수 감소를 동반한 기초 태아심박동</td></tr>
<tr><td colspan="3">굴모양 곡선 태아심박동</td></tr>
</table>

(3) 미국 산부인과(American college of Obstetrics and Gynecologists)와 소아과 학회(American Academy of Pediatrics)는 Category I 또는 II이고 5분 APGAR 점수가 7 초과하거나 정상 동맥 혈액 산-염기 수치를 보이는 경우 급성 저산소허혈 사건(acute hypoxic-ischemic event)이 아니라고 정의한다.

3) 안심할 수 없는 태아 상태의 관리

(1) 원인을 교정

(2) 태반에 산소를 많이 공급하기 위한 처치: 산소를 주입, 측와위로 자세 변경, 수액공급, 자궁수축제 투여 중지

(3) 내진을 시행해 분만에 임박했는지와 탯줄탈출 여부 배제

(4) 경막외 마취 후 저혈압 발생 시 수액을 공급하며 저혈압 교정

(5) 상기 처치 후에도 회복되지 않으면 조속한 분만. 분만 제2기인 경우 제왕절개수술보다는 수술적 분만을 시도하여 즉각적인 분만을 하는 것이 더 신속한 방법일 수 있음

(6) 태아가사, 심한 태아성장지연, 태아심박동수의 이상소견, 모체의 갑상선 질환, 다태아로 제왕절개술을 하는 경우 탯줄 동맥혈 가스 분석을 시행할 것을 권장

5 분만 중 태아심박동 모니터링 권장사항

(1) 간헐적 청진이나 지속적 태아심박동 모니터링은 모든 임신에서 태아상태를 평가하는 데 권장된다.

(2) 간헐적 청진은 자궁수축 후에 60초 동안 측정해야 하고 고위험군에서는 수축 전, 수축 중, 수축 후에 측정한다.

(3) 고위험 임신의 경우 지속적 태아심박동 모니터링이 권장된다.

(4) 분만 제1기의 활동성 진통이 있는 경우 저위험군에서 30분마다 고위험군에서 15분마다 모니터링을 한다.

(5) 분만 제2기의 활동성 진통이 있는 경우 저위험군에서 15분마다 고위험군에서 5분마다 모니터링을 한다.

참고문헌

1. Alfirevic Z, Devane D, Gyte GM, et al. Continuous cardiotocography (CTG) as a form of electronic fetal monitoring (EFM) for fetal assessment during labour. Cochrane Database Syst Rev 2017;2: CD006066.
2. Grimes DA, Peipert JF. Electronic fetal monitoring as a public health screening program: the arithmetic of failure. Obstet Gynecol 2010;116:1397-400.

3. 대한산부인과학회. 산과학. 제6판. 대한민국: 군자출판사; 2021.
4. Landon MB. Gabbe's obstetrics: normal and problem pregnancies. 8th ed.: Elsevier; 2021.
5. Cunningham F Gary LKJ, Bloom Steven L, Dashe Jodi S, et al. Williams Obstetrics, 26e: McGraw-Hill; 2022.
6. Modanlou HD, Freeman RK. Sinusoidal fetal heart rate pattern: its definition and clinical significance. Am J Obstet Gynecol 1982;142:1033-8.
7. Murata Y, Miyake Y, Yamamoto T, et al. Experimentally produced sinusoidal fetal heart rate pattern in the chronically instrumented fetal lamb. Am J Obstet Gynecol 1985;153:693-702.
8. Donald Gibb SA. Fetal monitoring in practice. Fourth edition ed: Elsevier; 2017.
9. Macones GA, Hankins GD, Spong CY, et al. The 2008 National Institute of Child Health and Human Development workshop report on electronic fetal monitoring: update on definitions, interpretation, and research guidelines. J Obstet Gynecol Neonatal Nurs 2008;37:510-5.
10. Coletta J, Murphy E, Rubeo Z, et al. The 5-tier system of assessing fetal heart rate tracings is superior to the 3-tier system in identifying fetal acidemia. Am J Obstet Gynecol. 2012;206: 226 e1-5.
11. American College of Obstetricians and Gynecologists AAoP. Neonatal encephalopathy and neurologic outcome. ACOG.
12. Executive summary: Neonatal encephalopathy and neurologic outcome, 2nd ed. Report of the American College of Obstetricians and Gynecologists' Task Force on Neonatal Encephalopathy. Obstet Gynecol. 2014;123:896-901.
13. American College of Obstetricians and Gynecologists AAoP. Guidelines for perinatal care, 8th ed. Elk Grove Village; 2017.

이슬 (부산의대)

CHAPTER 16

유도분만

Induction of labor

- 유도분만은 모체와 태아에게 있어서 임신을 지속하는 것보다 분만하는 것이 더 이점이 크고, 질식분만이 가능한 적응증에 한해서 시행
- Bishop score 등을 통해서 cervical favorability 정도를 확인하고 필요시 약물적 혹은 물리적 방법을 통해서 cervical ripening을 시도
- 옥시토신을 이용하여 자궁수축을 유발할 때에는 태아와 모체의 상태를 지속적으로 모니터링해야 하며, 항이뇨효과로 인한 수분중독(water intoxication)에 주의
- 양막절개(amniotomy)는 유도분만시간을 단축시킬 수 있으나 제대탈출 위험이 있을 수 있으므로 양막절개 시에는 태아의 위치가 바뀌지 않도록 자궁저부나 치골압박을 시행하는 것이 안전

1 정의

모체와 태아에게 있어서 임신을 유지하는 것보다 분만하는 것이 더 이점이 있으리라 판단될 때 시행하는 것으로 자발적인 분만 진통이 시작되기 전에 자궁수축을 유발시키는 것임

2 적응증

임상적으로 질식 분만이 가능한 경우에 한해서 모체와 태아의 상태, 임신주수, 자궁경부내진결과를 고려하여 다음과 같은 경우에 시행할 수 있음

(1) 모체의 고혈압, 당뇨병, 신장질환 및 기타 내과적 질환

(2) 태아발육지연(fetal growth restriction, FGR)

(3) 양수과소증(oligohydramnios)

(4) 안심할 수 없는 태아 상태(non-reassuring fetal test)

(5) 지연임신(postterm pregnancy)

(6) 융모양막염(chorioamnionitis)

(7) 자궁내태아사망(intrauterine fetal demise)

(8) 조기양막파수(premature rupture of membranes)

(9) 동종면역(isoimmunization)

3 Cervical favorability의 평가

유도분만을 성공하기 위한 중요한 인자 중 하나는 cervical favorability (cervical ripening)임. 이를 확인하기 위한 정량적인 지표 중 하나는 Bishop score로서 Bishop score가 $>$ 8인 경우 성공적인 유도분만을 기대해 볼 수 있음. 하지만 Bishop score가 $\leq$ 6인 경우는 유도분만 실패를 예견할 수 있으며 이 경우 유도분만을 시작하기 전에 cervical ripening을 고려

표 16-1. Bishop 점수

Bishop Score					
Score	Cervical factor				
	Dilatation (cm)	Effacement (%)	Station (−3 to +2)	Consistency	Position
0	Closed	0–30	−3	Firm	Posterior
1	1–2	40–50	−2	Medium	Mid
2	3–4	60–70	−1, 0	Soft	Anterior
3	≥ 5	≥ 80	+1,+2		

4 유도분만 전 자궁경부의 숙화(preinduction cervical ripening)

1) Phamacologic Methods

- Prostaglandins (PGs) 제재는 초기 자연진통과 유사하게 자궁경부의 connective tissue의 변화를 초래하여 cervical ripening을 유발함
- 제왕절개술이나 자궁근종 절제술과 같이 prior uterine scar가 있는 경우 자궁파열의 위험으로 인해 PGs제재를 사용하지 않음
- 투약 후에는 자궁수축 및 태아 심박수 관찰을 최소 30분에서 2시간 단위로 시행해야 하며, 규칙적인 자궁수축과 cervical ripening이 잘 이뤄지고 있는지 확인해야 함

(1) Prostaglandin E_2 (PGE_2)

① Cervical ripening을 목적으로 미국 FDA 공인을 받은 PGE_2는 PGE_2 gel (Prepidil®)과 vaginal inserts (Propess®, Cervidil®)가 있으며 현재 국내에는 Propess®가 유통되고 있음

② PGE_2 제재는 자궁경부의 effacement와 dilatation를 촉진시키며, 옥시토신을 단독으로 사용했을 때보다 유도분만의 시간을 단축시키고 옥시토신 사용량도 줄이며, 제왕절개율을 감소시킴

③ 투여방법

- PGE_2 gel은 2.5-mL 주입기 속에 0.5 mg dinoprostone이 포함되어 있으며, 이를 자궁경관에 주입하고 24시간 동안 최대 3회, 6시간 간격으로 투여

표 16-2. Cervical ripening의 방법

<table>
<tr><th colspan="2">Methods</th><th>Agent</th><th>Route/Dose</th></tr>
<tr><td rowspan="5">Phamacological</td><td rowspan="2">PGE₂</td><td>Dinoprostone vaginal insert</td><td>Posterior fornix, 10 mg</td></tr>
<tr><td>Dinoprostone gel</td><td>Intracervix
0.5 mg at 6-hour intervals to max of 3 doses</td></tr>
<tr><td rowspan="2">PGE₁</td><td rowspan="2">Misoprostol tablet
100 μg or 200 μg</td><td>Vaginal route
Repeat 25 μg q 3-6 hours</td></tr>
<tr><td>Oral route
Repeat 50-100 μg q 3-6 hours</td></tr>
<tr></tr>
<tr><td rowspan="3">Mechanical</td><td>Intracervical balloon catheter</td><td>30-mL balloon catheter</td><td rowspan="3">Transcervical</td></tr>
<tr><td>Hygroscopic dilators</td><td>Laminaria
Hygroscopic dilator</td></tr>
<tr><td>Membrane stripping</td><td>Finger</td></tr>
</table>

- PGE_2 vaginal insert (propess®)는 10 mg-dinoprostone이 포함되어 있으며 얇고 편평한 띠모양으로 구성되어 있음. 시간당 0.3 mg씩 서서히 방출되며, 삽입하고 12시간이 지나거나 진통이 시작되었을 때, 또는 옥시토신을 투여하기 최소 30분 전에는 제거

(2) Prostaglandin E_1 (PGE_1)

① Misoprostol (Cytotec®) 100 μg이나 200 μg이 시판되고 있으며 1/4이나 1/2로 나누어 사용

② 원래 위궤양 치료의 목적으로 FDA 승인을 받았으며 American Collages of Obstetrics and Gynecology (ACOG)에서는 cervical ripening 및 유도분만 제재로서 안전하고 효과적인 약제로 허용

③ Misoprostol의 질내 투여는 PGE_2와 비교하여 cervical ripening 또는 유도분만에서 비슷한 효과를 보인다고 하며, 옥시토신 단독투여나 PGE_2 투여와 비교하여 24시간 내 질식분만 성공가능성이 더 높음

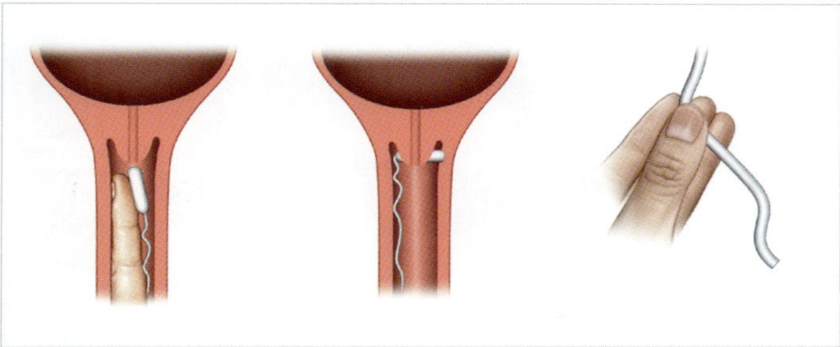

그림 16-1. PGE_2 vaginal inserts의 삽입 방법. 1. 띠 앞부분의 넓은 부분을 손가락 사이에 잡고 소량의 수용성 윤활제를 사용하여 vaginal posterior fornix에 세워서 밀어 넣음. 2. 제자리에 위치한 것으로 생각되면 vaginal fornix를 가로질러 위치하도록 90도 각도로 돌림. 3. 제거가 가능하도록 끈을 질 밖으로 충분히 확보한 후 적당한 길이로 자름.

④ 자궁의 tachysystole은 다른 방법과 비교하여 더 빈번하게 발생하였으나 제왕절개율에서는 차이가 없음. 또한 misoprostol 25 μg 이하로 투여할 경우에 그 빈도가 감소하여 ACOG (2009)에서는 misoprostol 25 μg을 질내로 3-6시간 간격으로 투여하는 것을 권고하며, 경구투여에서도 비슷한 효과를 보임

2) Mechanical Methods

- Mechanical methods는 pharmacological methods와 비교하여 uterine tachysystole 빈도감소와 전신적인 부작용이 적으며, 다른 방법과 비교하여 제왕절개율에는 차이가 없음
- Low-lying placenta의 분리나 환자가 느끼는 불편감 등이 단점

(1) Intracervical balloon catheter

① Balloon catheter를 자궁경관 내에 삽입하는 방법으로 도뇨관을 자궁경부로 통과시켜 양막 밖 공간에 넣고 식염수 30 mL를 주입하여 부풀린 후 거치하는 방식임

② Single-balloon catheter와 double-balloon catheter가 있으며 효과면에서는 큰 차이가 없음

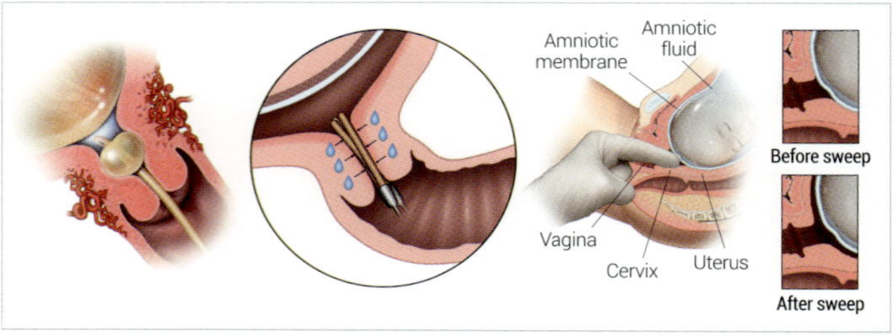

그림 16-2. Cervical ripening을 위한 mechanical methods. A. Balloon catheter. B. hygroscopic dilator (Dilapan-S®). C. Membrane stripping.

(2) Hygroscopic cervical dilators

① 라미나리아(luminaria)나 Hygroscopic cervical dilators (Dilapan-S®)를 자궁경부에 거치하는 방식임

② 수분을 흡수하여 팽창되면서 자궁경부 숙화에 도움을 줌

(3) Membrane stripping

① 손가락을 자궁경부 내부로 삽입하여 돌리면서 융모양막을 자궁경부나 uterine low segment로부터 분리시키는 방법임

② Phospholipase A_2와 prostaglandin $F_{2\alpha}$를 증가시킴으로써 cervical ripening 및 자궁수축을 유도

③ 진통이 발생하기 전에 시행하며, 유도분만을 피하고 적은 위험으로 임신 기간을 단축시키는 데 도움이 됨

5 옥시토신(oxytocin)을 이용한 유도분만

옥시토신은 소화효소에 의해서 쉽게 불활성화 되기 때문에 주로 정맥주사로 사용되며, ACOG (2019a)에서는 옥시토신을 투여할 때에 태아심박수와 자궁수축 모니터링을 하도록 권고하고 있음. 혈장 반감기는 3-6분 정도로 짧기 때문에 투여 후 3-5분 안에 자궁수축이 유발되며 40분이 지나면 평형 농도에 이르게 됨

표 16-3. 옥시토신 투여 예시

Regimen	Initial dose (mU/min)	Increment dose (mU/min)	Interval time (min)
Low-dose	0.5-1.5	1-2	15-40
	2	4, 8, 12, 16, 20, 25, 30	15
High-dose	4	4	15
	4.5	4.5	15-30
	6	3-6	20-40

1) 옥시토신의 투여방법

(1) 주로 1-mL vial에 5 units 또는 10 units의 성분이 들어 있으며 대개 1,000-mL의 crystalloid 또는 dextrose 용액에 10 units 또는 20 units를 섞어서 옥시토신 농도가 10 또는 20 mU/mL이 되게 함

(2) 정확한 양을 주입하기 위해서 주입 펌프를 사용해야 함

(3) 자궁수축이 2-3분마다 150-350 Montevideo units (MU)에 도달할 때까지 일정 간격으로 증량

(4) 저용량용법은 endogenous maternal physiology와 유사하여 uterine tachysystole의 빈도가 적다는 장점이 있으며, 고용량용법은 분만까지의 시간이 적게 걸리며 융모양막염의 빈도가 적다는 장점이 있음. 두 용법 모두 제왕절개율은 비슷함

2) 옥시토신 투여 시 주의사항

(1) Arginine vasopressin (AVP)와 유사하여 항이뇨효과를 나타냄

(2) 분당 20 mU 이상 투여될 시에 사구체여과율이 급격하게 감소하며, 이로 인한 수분중독(water intoxication)은 convulsion, coma를 유발할 수 있고 심한 경우 사망에 이를 수 있음

(3) 고용량으로 장기간 투여할 때에는 용액의 주입 속도를 증가시키는 것보다 옥시토신 농도를 증가시키는 것이 좋음

6 양막절개(amniotomy)

(1) 양막절개는 일반적으로 분만을 가속화하는 역할을 함

(2) 자궁경부가 1-2 cm 정도 dilatation 되었을 때 시행하는 것을 조기양막절개(early amniotomy), 5 cm 정도 dilatation 되었을 때 시행하는 것을 후기양막절개(late amniotomy)라고 함

(3) 조기양막절개는 약 4시간 정도 분만시간을 단축시키나 융모양막염의 빈도는 증가하였고 후기양막절개는 1-1.5시간 정도 분만을 단축시키는 것으로 알려져 있음

(4) 양막절개 시에는 제대탈출을 예방하기 위해서 태아의 머리가 골반을 벗어나지 않도록 하는 것이 필요하며, 따라서 자궁저부나 치골을 압박하여 태아의 위치를 고정시킨 후 시행하는 것이 안전함

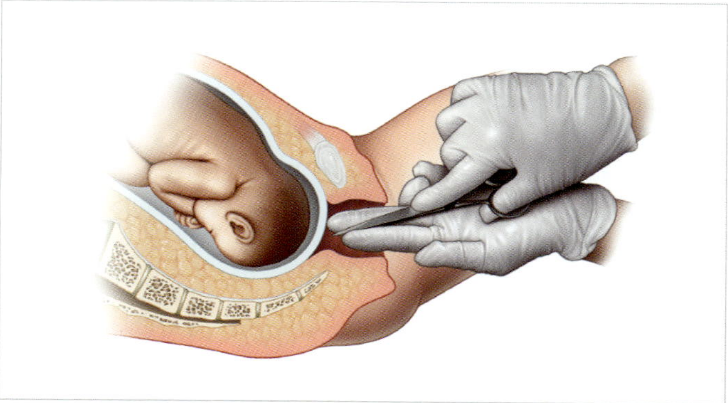

그림 16-3. 양막절개방법.

참고문헌

1. American College of Obstetricians and Gynecologists: Induction of labor, Practice Bulletin No. 107, August 2009, Reaffirmed 2019a.
2. Bishop EH. Pelvic scoring for elective induction. Obstet Gynecol. 1964;25:266-8.
3. Lange AP, Secher NJ, Westergaard JG, et al., Prelabor evaluation of inducibility. Obstet Gynecol. 1982;60(2):137-47.
4. Rayburn WF. Prostaglandin E2 gel for cervical ripening and induction of labor: a critical analysis. Aln J Obstet GylJecol. 1989; 160(3):529-34.

배진영 (대구가톨릭대)

CHAPTER 17

난산

Dystocia

- 난산은 산모, 태아, 산도의 문제가 복합적으로 작용한 결과
- 분만 진행 중 산모와 태아의 상태를 잘 관찰하는 것이 필요
- 분만 진행 이상 시 산모와 태아, 산도의 상태를 면밀히 평가하여 처치를 결정
- 태위에 따른 분만 시 주의점을 숙지해야 함
- 견갑난산의 처치법을 숙지해야 함

1 정의

비정상적으로 느린 분만의 진행

2 원인

단독 혹은 복합적으로 난산에 영향을 끼침

1) Power의 이상

- 자궁수축의 이상
- 산모의 expulsive effort의 문제 (특히 second stage)

2) 태아의 이상

- 태아 크기, presentation, lie, position, anomaly 등

3) 산도의 이상

- Pelvis와 lower reproductive tract의 이상(narrow pelvis, pelvic tumor, 산모의 작은 체구, 비만 등)

표 17-1. 난산의 흔한 원인

태아의 특성	• 태위(안면위, 이마태위, 전두부위) • 태향(occiput transverse, occiput posterior, 부동고정위) • 거대아 • 태아 기형(척추 기형종, 수두증, 무뇌증, 머리 종양)
진통 중의 특성	• 양수과다증 • 융모양막염 • 경막외마취 • 진통 시작 시 태아 아두의 station이 높을 경우 • 산모의 힘주기 안 될 경우(진정, 너무 심한 통증, 마취, 신경학적 질환)
산모의 특성	• 미분만부 • 고령, 비만 • 큰 자궁근종, 자궁기형, 골반 종양 • 좁은 골반, 이전 골반 골절 • 작은 체격

3 용어

1) Cephalopelvic disproportion (CPD)

- 태아 머리 크기와 산모 골반과의 불균형

2) Failure to progress

- 자궁경부의 확장이나 태아 머리의 하강이 느림

4 Power의 이상

1) 자궁수축 기능장애(hypotonic uterine dysfunction)

(1) 경막외 마취, 융모양막염, 산모의 자세 등이 연관됨

① 저긴장성(hypotonic): 분만 진통 시 자궁수축 정도가 약하여 자궁목 확장이 원활하지 않은 경우

② 고긴장성(hypertonic): 분만 진통에서 자궁수축이 너무 빈번하거나 강하게 발생하는 경우, 자궁수축이 자궁기저부가 아닌 중간 구역에서 발생하거나 양측 자궁각의 수축이 비동시적으로 발생하는 경우

2) Labor disorder

(1) Latent phase prolongation

잠복기의 기간이 미분만부는 20시간, 다분만부는 14시간을 초과할 경우

(2) Active-phase Disorders

① Protraction disorder

- 자궁경부 개대의 지연: 미분만부는 시간당 1.2 cm 미만, 다분만부는 시간당 1.5 cm 미만일 때
- 태아 하강의 지연: 미분만부는 시간당 1 cm 미만, 다분만부는 시간당 2 cm 미만일 때

표 17-2. 비정상 진통의 종류와 진단기준, 처치법

Labor phase	진단 기준		전통적인 조치	산과적 조치에 대한 합의
진통의 이상	미분만부	다분만부		
잠복기				
Prolongation disorder				
잠복기의 지연	>20시간	>14시간	지지적 치료 옥시토신 투여 혹은 양막절개술 제왕절개수술의 적응증이 되지 않음	
활성기				
Protraction disorder				
자궁경부 개대의 지연	<1.2 cm/시간	<1.5 cm/시간	기대 요법 아두골반불균형: 제왕절개수술	제왕절개수술의 적응증이 되지 않음
태아 하강의 지연	<1 cm/시간	<2 cm/시간		
Arrest disorder				
감속기의 지연	>3시간	>1시간	아두골반불균형: 제왕절개수술 아두골반불균형 없다면 옥시토신 투여	제왕절개 적응증: 양막파수 상태 and 4시간의 적절한 자궁수축에도 진행 중단 or 옥시토신 투여에도 6시간 적절한 수축이 없으며 진행 중단
자궁경부 개대의 중단	>2시간	>2시간		
태아 하강의 중단	>1시간	>1시간		
태아 하강의 실패	감속기나 자궁경부 완전개대 후에도 태아 하강이 없음			

② Arrest disorder

- 감속기의 지연: 분만 활성기 중 감속기가 미분만부는 3시간 초과, 다분만부는 1시간 초과로 지연될 때
- 자궁경부 개대의 중단: 분만 활성기 중 자궁경부의 개대가 중단된 시간이 미분만부, 다분만부 모두 2시간 초과일 때
- 태아 하강의 중단: 태아 머리의 하강이 중단된 시간이 미분만부, 다분만부 모두 1시간 초과일 때
- 태아 하강의 실패: 분만 활성기 중 감속기나 자궁경부가 완전히 개대한 후에도 태아 하강이 없는 경우

③ 불충분한 자궁수축(< 180 Montevideo unit) → oxytocin

④ Dystocia로 제왕절개술을 결정하기 전 고려 요소

- 잠복기가 끝난 상태이어야 함
- 자궁수축이 4시간 이상 200 Montevideo units 이상의 강도를 유지해야 함
- 분만이 진행은 되지만 느린 상태일 경우(protraction disorder): 자궁수축 부족할 경우 촉진이 필요함
- 활성기는 자궁경부 개대 6 cm부터로 규정함

⑤ Active phase는 전통적으로 1978년 Friedman에 의해 자궁경부 개대 4 cm부터 시작되는 것으로 규정되었으나 2002년 Zhang 등의 대규모 연구에 의해 자궁경부 6 cm부터 active phase가 시작되는 것으로 제안되었고 현재 미국 산부인과학회(American College of Obstetricians and Gynecologists)와 미국 모체태아의학회(Society for Maternal Fetal Medicine)에서도 그 제안을 따르고 있음

(3) Second-stage Descent Disorder

① 분만 2기가 연장될수록 산모의 합병증(융모양막염, 항문괄약근 손상, 수술적 분만, 산후출혈 등)은 증가할 수 있음

표 17-3. 분만 2기 이상의 진단요건

	경막외 마취	진단요건
미분만부	−	3시간
	+	4시간
다분만부	−	2시간
	+	3시간

* Second stage labor가 연장될 경우 신생아의 안전을 보장하는 연구 결과는 부족하므로 산모와 태아의 상태를 잘 관찰하는 것이 중요함

(4) Maternal pushing efforts

- Heavy sedation or regional analgesia, 너무 강한 자궁수축이 산모의 push를 방해할 수 있음
- 상황에 따라 정서적인 지지와 격려, parenteral analgesia, pudendal blockade or neuraxial analgesia 필요

5 아두골반 불균형(cephalopelvic disproportion)

1) 골반강(pelvic cavity)

(1) 좁은 inlet: pelvic anteroposterior diameter < 10 cm, transverse diameter < 12 cm, diagonal conjugate < 11.5 cm일 경우(그림 17-1)

① 태아의 비정상적 태위를 유발하거나 태아의 골반강 진입이 어려움

② 조기 양막파수↑, 이후 적절한 진통이 발생하지 않을 수 있음

(2) 좁은 midpelvis: interspinous diameter < 10 cm

① 좁은 inlet에 비해 더 흔하며 수기로 측정이 불가능하나 내진상 interspinous spine이 돌출되었거나 골반 양벽이 안쪽으로 모아지는 경우, sacrosciatic notch가 좁은 경우 의심할 수 있음

(3) 좁은 outlet: interischial tuberous diameter ≤ 8 cm, 좁은 midpelvis와 동반되는 경우가 많으며 분만 시 회음부의 열상이 증가

(4) 골반 골절: 자동차 사고가 주원인, 8-12주 healing이 필요하며 minor malalignment의 경우 골절 치유 후에 질식 분만이 가능

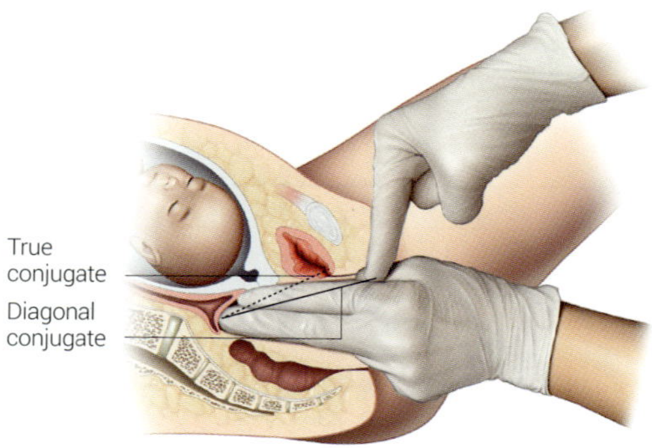

그림 17-1. diagonal conjugate measurement.

2) 안면위(face presentation)(그림 17-2)

(1) 조산, 다태임신, 임신 횟수가 많을 경우, 태아 기형, 양수과다, pelvic inlet contraction일 때 증가

(2) 태아 머리가 과신전하여 후두가 등에 닿음, 골반 진찰에서 태아의 얼굴을 촉진 가능

(3) 골반 협착이 없고, 태아의 크기가 크지 않으면 질식분만이 가능

만삭아 크기의 태아가 안면위로 있고, 골반 입구의 협착이 있으면 제왕절개술 ↑

(mento-posterior position [턱-뒤쪽 위치]에 있으면 태아의 이마가 치골결합에 눌려 굴곡이 일어나지 않아 산도를 통과할 수 없음)

3) 눈썹위(brow presentation)

(1) 가장 드문 태위이며 불안정한 자세이므로 face 또는 occiput presentation으로 바뀌는 경우가 많음

(2) 골반 협착이 없고, 태아의 크기가 크지 않으면 질식분만이 가능

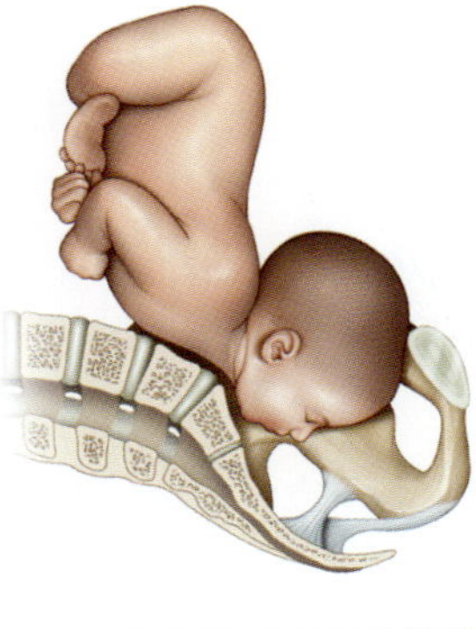

그림 17-2. Face presentation. The chin is directly posterior. Vaginal delivery is impossible unless the chin rotates anteriorly.

4) Transverse Lie

(1) 조산, 전치태반, 임신 횟수가 많을 경우, 비정상적인 자궁 구조, 양수과다, contracted maternal pelvis일 때 증가

(2) 자궁수축이 강하게 발생하면 자궁파열의 위험이 증가

(3) 태아가 아주 작고 골반이 큰 경우 질식 분만이 되는 경우도 있으나 대부분 제왕절개술을 시행하며 classic incision이 필요한 경우가 있음

5) Umbilical Cord Prolapse

(1) 태아의 선진부가 골반에 진입하지 않은 경우, 양수과다, 둔위, 횡축, 작거나 미성숙한 태아, 조기 양막 파수, 다태 임신 때 증가

(2) 즉각적으로 태아의 선진부를 밀어올려 탯줄 압박을 경감시켜 주어야 함

(3) 이후 바로 제왕절개술을 시행

(4) 드물게 질식 분만이 제왕절개술보다 빠르게 시행될 상황이라면 질식 분만이 합리적일 수 있음

6) Compound Presentation

(1) 선진부를 따라 빠져나온 손이나 발이 골반에서 같이 선진부를 형성

(2) 대부분 빠져나온 손이 분만을 방해하지 않으므로 그대로 둔 채 분만 진행

(3) 지속적으로 손이 빠져나와 태아 머리의 하강을 방해하면 탈출된 손을 조심스럽게 밀어 올리면서 동시에 자궁바닥에 압력을 주면서 머리를 아래로 누름

(4) 조산아, 탯줄탈출, 분만 손상 등에 의해 주산기 사망률, 유병률이 증가할 수 있음

6 견갑난산(shoulder dystocia)

1) 정의

(1) 정확한 정의는 없으나 임상적으로 head-to-body delivery time > 60 초인 경우로 간주함

(2) 태아 머리가 분만된 후 태아의 앞쪽 어깨가 치골결합부에 걸려 정상적인 하방 견인과 임산부의 힘주기에 의해서도 분만되지 않는 경우

(3) 탯줄이 산도 내에서 오랜 시간 동안 눌린 채로 있으므로 산과적 응급 상황임

2) 합병증

(1) Mother – perineal tears and postpartum hemorrhage

(2) Fetus – significant neuromusculoskeletal injury and asphyxia

3) 예측과 예방

(1) 정확한 예측은 어려우나 거대아, 산모의 비만, 당뇨, 지연된 second-stage labor, 수술적 질식 분만, 이전 임신 시 견갑 난산이 있었을 경우 증가

(2) 미국 산부인과 학회(ACOG), 2019

- Planned cesarean delivery 고려 대상: nondiabetic woman with a fetus weight > 5,000 gram or
- for the diabetic woman whose fetus weight > 4,500 gram
- 임신 39주 이전에 macrosomia 단독으로 유도하는 것은 권고하지 않음

* 이전 임신 시 견갑 난산이 있었을 경우: 이번 임신 상태 고려하여 산모와 risk, benefit 상의하여 분만방법 결정

4) 처치

(1) 인력 확보

(2) 충분한 episiotomy, suprapubic pressure, 방광이 차 있다면 비워야 함

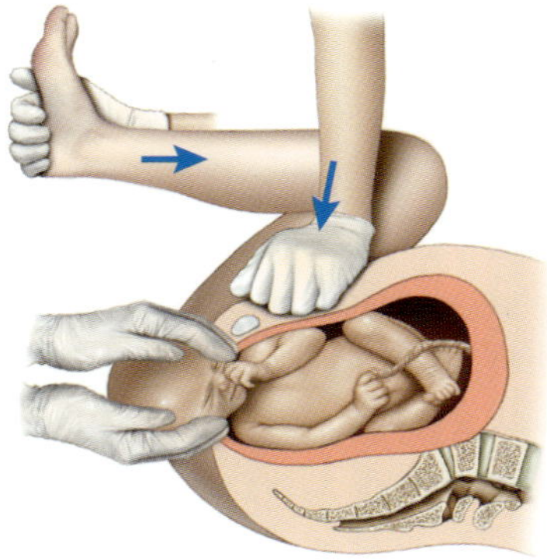

그림 17-3. The McRoberts maneuver. The maneuver consists of removing the legs from the stirrups and sharply flexing the thighs up onto the abdomen. Simultaneously, an assistant also provides suprapubic pressure that is directed down and lateral.

5) 맥로버츠 수기(mcRoberts maneuver): 1st choice(그림 17-3)

양 다리의 무릎과 고관절을 flex 시켜 배가 다리에 닿도록 구부린 다음 보조자가 suprapubic pressure을 줌

6) 뒤쪽 어깨분만법

분만의가 산모의 골반 뒤쪽으로 손을 넣어 태아의 뒤쪽 팔을 쓸어 가슴을 가로질러 분만되도록 함

7) 우드 수기(woods screw maneuver)

(1) 뒤쪽 어깨를 시계방향으로 180도 회전시킴

8) 루빈 수기(rubin maneuver)

분만의가 산모의 골반으로 손을 넣어 태아의 어깨와 어깨가 맞닿도록 힘을 가함

9) 위의 수기가 모두 실패할 경우 시도할 수 있는 방법

(1) 의도적인 태아의 앞쪽 쇄골골절

(2) 치골절개술(symphysiotomy)

(3) 자바넬리 수기(zavanelli maneuver): 태아의 머리를 밀어 골반 안으로 넣고 제왕절개술을 시행한다. 자궁 이완을 위해 terbutaline이 필요할 수 있음

참고문헌

1. 대한산부인과학회. 산과학. 제6판, 군자출판사; 2021.
2. Cunningham FG. Williams obstetrics. 26th ed. New York: McGraw Hill; 2022.
3. Zhang J, Landy HJ, Branch DW, et al. Contemporary patterns of spontaneous labor with normal neonatal outcomes. Obstet Gynecol. 2010;116:1281-7.
4. Lothian JA. Safe Prevention of the Primary Cesarean Delivery: ACOG and SMFM Change the Game. J Perinat Educ. 2014;23(3):115-8. doi: 10.1891/1058-1243.23.3.115.
5. Friedman EA, Sachtleben MR: Dysfunctional labor. I. Prolonged latent phase in the nullipara. Obstet Gynecol. 1961;17:135-48.
6. Friedman EA, Sachtleben MR. Dysfunctional labor. VI. Abnormal progress in the multipara. Obstet Gynecol. 1963;22:478-94.
7. Catherine Y Spong, Vincenzo Berghella, Katharine D Wenstrom, et al. Preventing the first cesarean delivery: summary of a joint Eunice Kennedy Shriver National Institute of Child Health and Human Development, Society for Maternal-Fetal Medicine, and American College of Obstetricians and Gynecologists Workshop. Obstet Gynecol 2012;120:1181-93.
8. Handa VL, Laros RK. Active-phase arrest in labor: predictors of cesarean delivery in a nulliparous population. Obstet Gynecol. 1993;81:758-63.
9. Hannah ME, Hodnett ED, Willan A, et al. Prelabor rupture of the membranes at term: expectant management at home or in hospital? Obstet Gynecol.

2000;96:533-8.

10. Zhang J, Troendle JF, Yancey MK. Reassessing the labor curve in nulliparous women. Am J Obstet Gynecol. 2002;187(4):824-8.

김지회 (서울의대), 남지나 (중앙의대)

CHAPTER 18

산욕열

Puerperal Fever

- 산욕열은 출산 후 첫 24시간을 제외한 10일 중 이틀 동안 38도 이상의 체온이 있는 경우
- 산후 열의 가장 흔한 원인은 자궁내막염
- 감별 진단에는 요로 감염, 하부 생식기 감염, 상처 감염, 폐 감염, 혈전성 정맥염, 유선염이 포함
- 진단에 맞는 치료가 필요함

1 정의

여러 가지 감염성 혹은 비감염성 원인에 의해 출산 후(첫 24시간을 제외) 10일 이내에 이틀 이상, 1일 2회 측정한 체온이 38℃ 이상 발열이 지속되는 것

2 산욕열 위험 요소

1) 산과적 시술

- Frequent vaginal examination
- Cervical dilators (Laminaria etc.)
- Vacuum, forceps delivery
- Cesarean delivery
- Manual placenta removal
- Perineal laceration or tear
- Remain in gauze

2) 산과적 합병증

- Prolonged rupture of membranes
- Prolonged labor
- Birth canal laceration, hematoma
- Postpartum bleeding
- Placental remnant

3) 산모측 감염 요인

- Bacterial vaginitis and cervicitis
- GBS, Chlamydia trachomatis…
- Chorioamnionitis

4) 산모측 질환

- Obesity
- Diabetes
- Immunocompromised states
- Inadequate hygiene
- Corticosteroid long-term use

3 진단 및 치료

발열 원인 감별 → 광범위 항생제
오로 양상, 소변, 가래, 혈액 등 세균 배양 검사 / 영상검사(초음파, CT, MRI 등)

4 원인

Endometritis (m/c), urinary tract infection, lower genital tract infection, wound infection, pulmonary infections, thrombophlebitis, and mastitis

	증상 및 징후	치료
Puerperal endometritis	38℃ 이상의 발열이 있으면서, 아래의 다른 발열의 원인이 아닐 때 Uterine tenderness, purulent lochia가 동반되기도 함	• Extended-spectrum cephalosporins (cefepime, cefotaxime, cefotetan, ceftizoxime) 2 g q12hrs • Extended-spectrum penicillins (Ampicillin-sulbactam 3 g q6hrs, Mezlocillin 3 to 4 g q6hrs, Piperacillin 3 to 4 g q6hrs, Piperacillin-tazobactam 3.375 g q6hrs) • Carbapenem Ertapenem 1 g q24hrs
Perineum, vagina and cervical infection	질분비물(mucopurulent), 압통, 발열	• Drainage, secondary closure • Surgical excision
Thrombophlebitis	지속되는 발열 및 빈맥, 하복부 통증(분만 후 48-96시간) * Pelvis CT, MRI	• IV unfractionated heparin or low molecular-weight heparin 7-10days • Broad spectrum 항생제

	증상 및 징후	치료
Toxic shock syndrome	발열, 두통, 의식 장애, 전신 발적, 구토, 신기능부전, 간기능부전, DIC	• Staphylococcus 커버하는 항생제 • Massive hydration • Mechanical ventilation • Hemodialysis
Urinary tract infection	발열, 오한, 옆구리 통증 및 압통, 잔뇨감, 빈뇨, 배뇨 곤란 * U/A, urine culture	• Ceftriaxone 2 g q24hrs
Mastitis	고열(> 38.5℃ > 24hours), 국소적 홍반(localized erythema), 압통, 유방의 열감 및 단단함	• Dicloxacillin (디크로펜, 디클록신) 500 mg q6hrs, 10–14days • NSAIDs

참고문헌

1. 일본주산기의료(MFICU)연락협의회. MFICU 산모, 태아 ICU 매뉴얼. 제3판. 군자출판사; 2021. pp. 571-6.
2. 대한산부인과학회. 산과학. 제6판. 군자출판사; 2019. pp. 498-504.
3. Mark B Landon, Henry L Galan, Eric R M Jauniaux, et al. Gabbe's Obstetrics: Normal and Problem Pregnancies. 8th ed. Elsevier; 2020. pp. 1133-8.

MEMO

제4장

산과 응급

최명균 (전남의대)

CHAPTER 19

산후출혈

Postpartum Hemorrhage

- 분만 후 1,000 mL 이상의 출혈 혹은 저혈량증의 증상이 동반된 출혈이 발생하였을 경우(24시간 이내: 일차성, 24시간 이후 - 12주 이내: 이차성)
- 산후출혈의 원인으로는 4T (Tone, Trauma, Tissue, Thrombin)를 항상 고려
- 분만 후 3시간 이내에 Tranexamic acid 1 g 정주를 고려
- 각각의 원인에 따른 빠른 처치가 중요
- 대량수혈이 필요한 경우에는 농축적혈구와 신선냉동혈장, 혈소판을 1: 1: 1의 비율로 상황에 따라 동결침전제제 및 기타 응고인자를 수혈

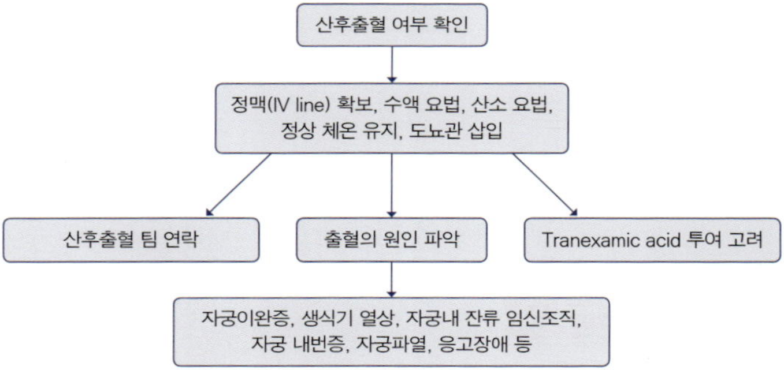

그림 19-1. 일반적인 산후출혈 초기 처치 알고리즘.

1 정의

(1) 분만 후 1,000 mL 이상의 출혈 혹은 저혈량증의 증상(빈맥, 저혈압)이 동반된 출혈

(2) 분만 후 24시간 이내일 경우 일차성, 24시간 이후에서 12주 이내에 출혈이 발생하는 경우는 이차성 산후출혈

2 원인 및 위험인자

1) 산후출혈의 원인은 4T (Tone, Trauma, Tissue, Thrombin)를 항상 고려

표 19-1. 산후출혈의 원인

	일차성	이차성
Tone	자궁이완증(70-80%)	자궁내 태반부위의 퇴축불완전
Trauma	열상, 자궁내번증	
Tissue	잔류태반, 유착태반	자궁내 잔류 임신 조직
Thrombin	혈액응고장애	혈액응고장애

2) 대표적인 산후출혈의 위험인자

표 19-2. 산후출혈의 위험인자

Medium risk	High risk
다태임신	전치태반 혹은 유착 태반
4회 이상의 분만력	Hematocrit < 30
자궁 수술력 있음	입원 당시 출혈
큰 섬유종	혈액 응고장애
융모양막염	산후출혈의 과거력
마그네슘 투여	비정상적인 활력징후
옥시토신의 장기투여	

3 치료

1) 자궁이완증

(1) 양손 자궁 마사지

① 자궁바닥 부위를 한 손으로 누르면서, 질내에 다른 손을 넣어 내외에서 동시에 압박

② 자궁의 넓은 인대의 혈관이 손상되지 않도록 주의

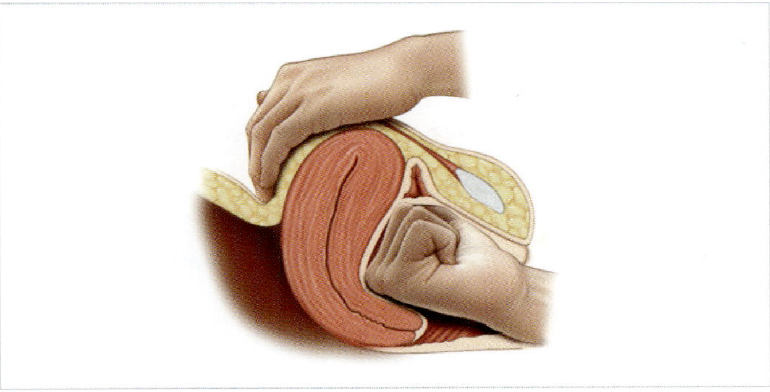

그림 19-2. 양손 자궁 마사지.

표 19-3. 자궁수축제

약물	용량 및 투여방법	빈도	금기
Oxytocin (Pitocin)	정주: 10-40 units per 500-1,000 mL 근주: 10 units	지속적	매우 드묾, 약물에 대한 과민반응
Carbetocin (Duratocin)	근주: 100 mcg 정주: 100 mcg 1분 이상 천천히 정주	1회	약물에 대한 과민반응
Methylergonovine (Eruvin)	근주: 0.2 mg 자궁 근주 가능	2-4시간	고혈압, 전자간증, 심혈관질환, 약물 과민반응
15-methyl PGF2α	근주: 0.25 mg	15-90분, 최대 8회	천식, 고혈압, 활동성 폐, 심장 혹은 신장 질환
Misoprostol	600-1,000 mcg 구 강, 설하, 직장	1회	열과 오한, 약물에 대한 과민반응

(2) 자궁수축제

① Oxytocin을 first line으로 사용(지속적 정주 시 10-40 units per 500-1,000 mL, 근주 시 10 units)

② Oxytocin fail 시 second line으로 Carbetocin, Misoprostol, Methylergonovine, 15-methyl PGF2α 사용

(3) Tranexamic acid

① 분만 후 3시간 이내에 1 g 정주 시 사망률의 개선 효과가 보고됨

② 30분 내 1 g 천천히 정주 혹은 생리식염수 100 cc/hr 섞어 정주. 출혈 지속 및 24시간 이내 재 출혈 시 1 g 추가 투여 가능

(4) 자궁 압박

① 과거에는 거즈를 자궁내에 삽입하여 압박을 하거나 Foley catheter를 여러 개 자궁내 삽입하여 압박

② 최근에는 intrauterine tamponade balloon (bakri postpartum balloon, ebb complete tamponade system)이 개발되어 널리 사용되고 있음

(5) 자궁 동맥 색전술

① 상기 비침습적인 처치가 실패하였으며, 혈역학적으로 안정적인 상태라면 자궁 동맥 색전술을 시행할 수 있음

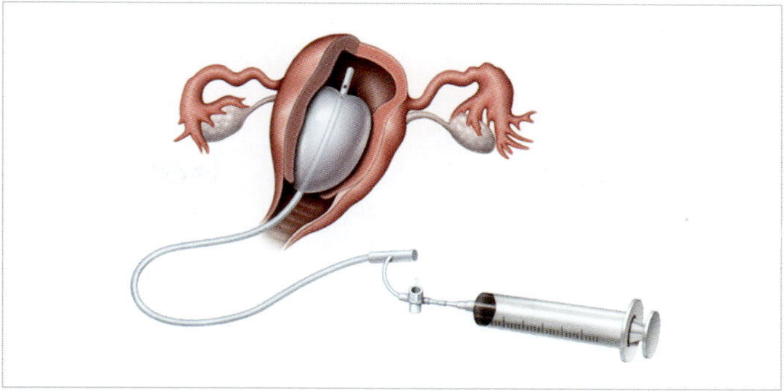

그림 19-3. Bakri postpartum balloon.

② 90-97%의 치료 성공률을 보이며, 자궁 및 추후 생식능력을 보존할 수 있음

③ 3-6%에서 발열, 감염, 조직 괴사 등의 합병증이 생길 수 있음

(6) 수술적 치료

① 비침습적인 모든 치료가 실패하였으며 자궁 동맥 색전술까지 출혈을 조절하는 데 실패하였다면 탐색적 개복술을 시행함

② 수술적 치료는 자궁 동맥 결찰술, 자궁 압박 봉합술, 제왕자궁절제술이 있음

- 동맥 결찰술: 자궁 동맥, 자궁-난소 동맥, 누두골반인대의 혈관들, 내장골 동맥 등을 결찰함
- 자궁 압박 봉합술: B-Lynch suture, Hayman vertical suture, Multiple square suture 등
- 제왕자궁절제술: 출혈을 조절하는 것이 목적이기 때문에 가장 빠르고 안전한 방법으로 시행(전자궁절제술 혹은 부분자궁절제술)

2) 열상

(1) 생식기관 열상의 경우, 위치와 열상정도에 따른 처치를 시행

(2) 정확한 위치와 열상정도를 확인 후 봉합

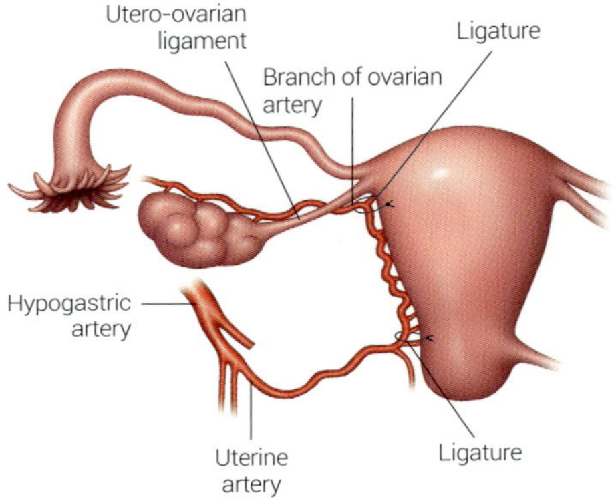

그림 19-4. 동맥 결찰술.

(3) 생식기관 혈종이 있는 경우 일반적으로 보존적 치료를 시행할 수 있으나, 활력징후의 이상이 동반되면서 크기가 빠르게 증가하는 양상이라면 절개 및 배액을 시행

3) 자궁내 잔류 임신 조직

(1) 자궁내 도수 탐색(manual exploration)을 통해 진단과 치료를 동시에 시행할 수 있음

(2) 도수 탐색이 어려운 경우에는 복부 혹은 질식초음파가 진단에 도움이 됨

(3) 잔류 조직의 수기를 통한 직접 제거가 어려운 경우에는 소파술을 시행

4) 자궁 내번증

(1) 자궁의 기저부가 자궁 내부로 뒤집히는 것을 말함

(2) 증상의 정도와 발생 시기에 따라 분류함

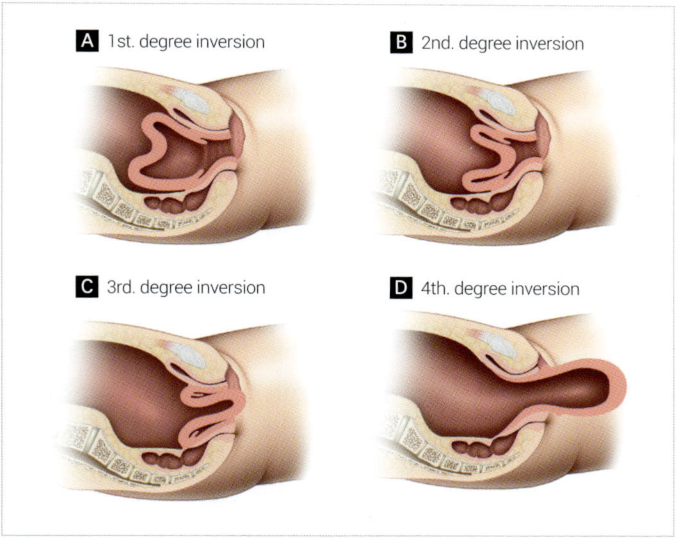

그림 19-5. 자궁 내번증의 증상 정도에 따른 분류. A. 1도(불완전): 자궁의 기저부가 자궁내막 안에 위치해 있다. B. 2도(완전): 자궁의 기저부가 자궁경부까지 밀어내고 있다. C. 3도(탈출): 자궁의 기저부가 질 입구까지 밀어내고 있다. D. 4도(전체): 자궁과 질이 모두 탈출되어 있다.

- 1도(불완전), 2도(완전), 3도(탈출), 4도(전체)
- 급성(분만 후 24시간 이내), 아급성(분만 후 24시간 이후 – 4주 이전), 만성(분만 후 한 달 이후)

(3) 자궁 내번증이 진단된 경우 모체의 혈액학적 안정성을 확보하고 출혈을 조절하기 위해 즉각적인 처치가 필요

① 모체의 수액 요법을 위한 정맥 주입로 확보

② 수술방으로 환자를 옮기는 것이 권장됨

③ 니트로글리세린이나 자궁수축억제제(마그네슘 혹은 라보파) 등을 통해 자궁 및 자궁경부를 이완시킴

④ 자궁의 이완이 확인되면, 조심스럽게 자궁기저부에 힘을 가하여 도수정복을 시행함

⑤ 도수정복이 성공적으로 시행되었다면 내번증의 재발을 방지하기 위해 자궁수축제를 투여함

⑥ 도수정복이 실패하였다면 정수압 정복술, 수술적 교정(huntington and haultein procedure)을 시행

5) 수혈

(1) 수혈요법의 시작

① 1,500 mL 이상의 진행 중인 출혈이 있거나, 활력징후가 비정상적인 경우(PR>120 /min, Systolic BP < 100 mmHg) 즉시 수혈에 대한 준비가 이루어져야 함

② 대량의 출혈이 발생한 경우 응고인자의 고갈로 인한 파종성 혈관내 응고가 동반될 가능성이 높기 때문에, 농축 적혈구 외에도 혈소판 및 응고인자들의 추가적인 수혈이 필요함

(2) 24시간 이내 10 unit 이상의 농축 적혈구 수혈을 하는 경우를 대량 수혈이라고 하며 이 경우 농축적혈구, 신선동결혈장, 혈소판의 비율을 1:1:1로 하는 것을 권장함

(3) 파종성 혈관내 응고가 의심되는 경우에는 동결침전제제 혹은 결핍된 응고인자들을 함께 수혈함

4 양수 색전증

1) 정의

(1) 태아의 세포나 조직이 함유된 양수가 모체의 순환계로 유입되어 전신 염증반응 증후군과 유사한 과민증을 보이는 것을 뜻함

(2) 응급상황에 해당하며 자칫하면 모체나 태아가 사망에 이를 수 있으며 생존하더라도 대부분의 경우 신경학적 후유증을 보임

2) 위험인자

매우 드물고 예측이 불가능한 특성때문에 아직까지 통상의 산과 처치에 변화를 줄 만한 정확한 위험인자는 없음

(1) 수술적 분만

(2) 전치태반

(3) 유착 태반

(4) 태반조기박리

(5) 자궁경부열상

(6) 자궁파열

(7) 양수과다증

(8) 다태임신

70% 정도가 분만 중, 11% 정도가 질 분만 이후, 19%가 제왕절개 도중 일어나는 것으로 알려져 있음

3) 진단

(1) 임상적 진단

(2) Society for Maternal-Fetal Medicine에서 아래 4가지가 모두 해당할 경우 임상적으로 진단할 수 있다고 제안함

① 갑작스러운 심폐정지 또는 저혈압(수축기 혈압 90 미만)과 동반된 호흡곤란 (호흡장애, 청색증, 산소포화도 90% 미만)

② 임신에 맞춰 수정된 DIC scoring system

* Platelet count > 100,000 /mL = 0points, < 100,000 = 1point, < 50,000 = 2points PT
* Prolonged prothrombin time or international normalized ratio < 25percent increase = 0points, 25 to 50percent increase = 1point, > 50percent increase = 2points

* Fibrinogen level > 200 mg/dL = 0 points, < 200 mg/dL = 1point

총 점수 3점 이상일 때 DIC로 진단

③ 분만 진행 중, 혹은 태반 만출 후 30분 이내에 임상적인 증상이 시작된 경우

④ 분만 중 38도 이상의 발열은 없어야 함

4) 치료

(1) 심폐소생술이 필요한 상황이라면 즉시 시행하여 임신부 소생

(2) 아직 분만을 하지 않은 임신부이고 태아가 생존가능한 상태라면 즉시 분만을 고려(필요시 응급제왕절개술 고려)

(3) 고농도 산소 투여, 승압제 투여, 혈액응고장애가 저명하다면 혈액 제제 수혈

참고문헌

1. Mark B Landon, Gabbe's obstetrics: normal and problem pregnancies. 8th ed. Elsevier; 2021.
2. American College of Obstetricians and Gynecologists. No.183 Postpartum Hemorrhage. 2017.
3. Cunningham F Gary. Williams Obstetrics. 26th ed. McGrawHill; 2022.
4. Society for Maternal-Fetal Medicine. No.9 Amniotic fluid embolism: diagnosis and management. 2016.
5. California Maternal Quality Care Collaborative. Improving Health Care Response to Obstetric Hemorrhage, V3.0. 2022.

김영남 (인제의대), 서용수 (인제의대),
양승우 (인제의대), 조현진 (인제의대)

CHAPTER 20

혈전색전증

Thromboembolism

- 편측 하지 부종 및 통증 발생시 심부정맥혈전증, 제왕절개 후 호흡곤란 발생시 폐색전증 의심
- 폐색전증은 신속진단하는 것이 중요하여 가능한 빠르게 흉부 x-ray 또는 CT 혈관조영검사를 시행
- 진단 이후 항응고제 저용량 헤파린 또는 미분획 헤파린을 사용
- 항응고제치료는 분만 24시간 이전에 중지하고 분만 후 6주간 다시 투여
- 제왕절개 후 혈전색전증 예방을 위해 조기보행 필요

1 정의

(1) 심부정맥혈전증(deep vein thrombosis, DVT)와 폐색전증(pulmonary embolism, PE)을 포함함

(2) 75-80%가 DVT, 20-25%가 PE가 원인임

2 위험인자

(1) 혈전기왕력(RR 3.5; 95% CI, 1.6-7.8)

(2) 혈전성향증(thrombophilia)

(3) 제왕절개수술(질식분만의 4배)

(4) 비만, 고혈압, 자가면역질환, 심장질환, 다태임신, 임신성 고혈압

3 임상양상

1) 심부정맥혈전증

(1) 하지의 부종 및 통증(좌측 > 우측, May-Thurner anatomy)

(2) 통증 부위의 종아리의 둘레가 2 cm 이상 차이가 나는 경우 의심

2) 폐색전증

(1) 호흡곤란, 빈호흡 등이 나타날 수 있으나 임상양상이 다양하고 정상 임신의 양상과 유사할 수 있어 신속한 진단이 어려움

(2) 따라서 위험군으로 판단되는 환자를 적절하게 평가하고 적응증이 되는 경우에 최선의 치료를 시기에 맞추어 진행하는 것이 매우 중요함

(3) 폐색전증은 대부분 제왕절개술 후에 발생하며 분만 후 48시간 내에 가장 많이 발생하며 임신중독증, 3회 이상의 출산력, 35세 이상의 고령산모, 폐색전증 과거력, 체질량지수 30 이상이 위험요소로 알려져 있음

4 진단

1) 심부정맥혈전증

(1) 근위부 정맥(proximal vein) 압박초음파검사(compression ultrasound)

(2) 압박초음파 검사가 음성이나 혈전증이 강하게 의심되는 경우 자기공명영상이 권고

(3) D-dimer: 임신 시 지속적인 상승이 동반되기 때문에 예측이 어려움(표 20-1)

표 20-1. 임신 중 D-dimer 혈중 수치

임신 전	0.43 ± 0.49 mg/L
1삼분기	0.58 ± 0.36 mg/L
2삼분기	0.83 ± 0.44 mg/L
3삼분기	1.16 ± 0.57 mg/L

2) 폐색전증

(1) 하지 증상이 있을 시 통증부위 압박초음파 검사

(2) 초기 검사 시 흉부 x-ray 검사가 추천됨

(3) 흉부 x-ray 검사가 정상인 경우 환기-혈류 스캔(ventilation-perfusion scan) 또는 CT 혈관조영검사(angiograpy)를 시행

(4) 신속한 검사가 중요하기 때문에 진단 상황 및 기관에 따라 가장 적절한 방법을 선택함

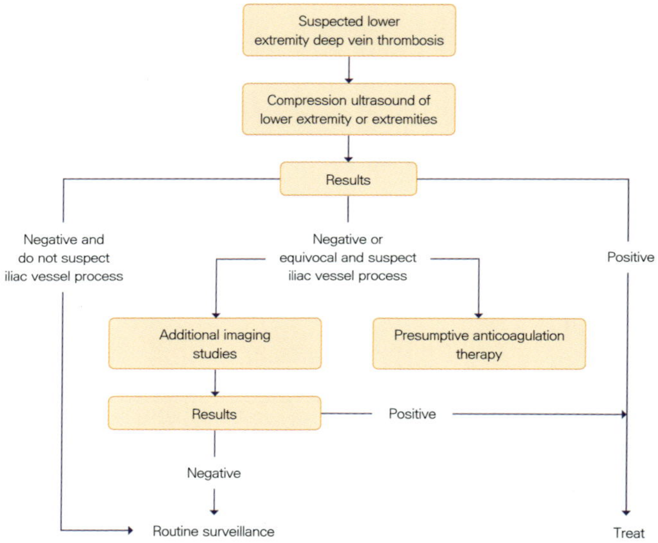

그림 20-1. 임신 중 심부정맥혈전증의 진단.

5 치료 및 예방

1) 임신 중 치료

(1) 임신 중 선호되는 항응고제는 헤파린 종류이며 와파린은 기형유도물질로 임신 전 사용 여성이었다면 헤파린으로 교체가 필요

(2) 저용량 헤파린(low molecular heparin, LMWH)은 미분획 헤파린(unfractionated heparin, UFH)에 비해서 부작용이 적어서 선호됨(표 20-2)

(3) 급성정맥혈전증이 진단되는 경우 치료적 항응고제 사용이 권고되며 혈역학적으로 불안정하거나 분만, 수술 등이 필요한 경우 반감기가 짧고 aPTT로 치료농도 판정이 쉬운 UFH를 사용하도록 함

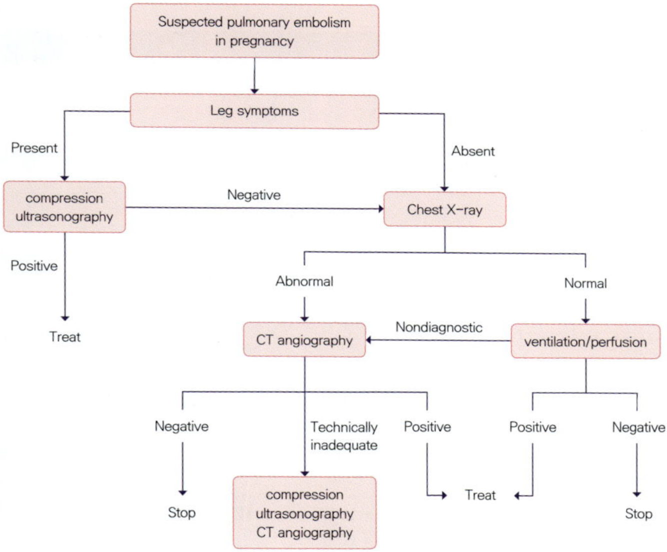

그림 20-2. 임신 중 폐색전증의 진단.

(4) 이후 혈역학적으로 안정 시 LMWH로 교체하여 퇴원하고 분만 한 달 전 또는 임박하면 UFH로 교체함

(5) 분만 예정인 경우 치료용량에 따라 중단하고 부분통증조절마취를 시행함

① 예방(prophylactic)용량: 분만 12시간 전에 중단

② 치료(therapeutic)용량: 분만 24시간 전에 중단

표 20-2. 항응고제 치료방법.

Management Type	Dosage
Prophylactic LMWH	Enoxapin, 40 mg SC once daily
	Dalteparin, 5,000 units SC once daily
	Trizaparin, 4,500 units SC once daily
Therapeutic LMWH	Enoxapin, 1 mg/kg every 12 hours
	Dalteparin, 200 units/kg once daily
	Trizaparin, 175 units/kg once daily
	Dalteparin, 100 units/kg every 12 hours
Minidose prophylactic UFH	UFH, 5,000 units SC every 12 hours
Prophylactic UFH	UFH, 5,000~7,500 units SC every 12 hours
	UFH, 5,000~10,000 units SC every 12 hours in the first trimester
	UFH, 7,500~10,000 units SC every 12 hours in the second trimester
	UFH, 10,000 units SC every 12 hours in the third trimester, unless the aPTT is elevated
Therapeutic UFH	UFH, 10,000 units or more SC every 12 hours in doses adjusted to target aPTT in the therapeutic range (1.5~2.5, 6 hours after injection)
Postpartum anticoagulation	Prophylactic LMWH/UFH for 4~6 weeks or Vitamin K antagonists for 4–6 weeks with a target INR of 2.0~3.0, with initial UFH or LMWH therapy overlap until the INR is 2.0 or more for 2days
Surveillance	Clinical vigilance and appropriate objective investigation of women with symptoms suspicious of deep vein thrombosis or pulmonary embolism

Abbreviations: LMWH; low molecular weight heparin, SC; subcutaneously, UFH; unfractionated heparin, aPTT; activated partial thromboplastin time, INR: inter-national normalized ratio

2) 분만 후 치료

(1) 질식분만: 4–6시간 이후 시작

(2) 제왕절개: 6–12시간 이후 시작

(3) 치료용량을 사용하던 경우 분만 후 6주까지 사용

(4) UFH: 통증 카테터 제거 후 1시간 이후에 시작

(5) LMWH

- 예방용량: 부분마취 12시간 이후, 카테터 제거 4시간 이후
- 치료용량: 부분마취 24시간 이후, 카테터 제거 4시간 이후

3) 예방

(1) 분만 전 항응고제 사용(UFH or LMWH) by ACOG & American society of hematology (ASH)

① 1번 이상의 정맥혈전증 과거력이 있는 경우 예방적 용량(표 20-2)의 항응고제 사용

② 2회 이상의 정맥혈전증 과거력이 있는 경우 치료적 용량의 항응고제 사용

③ 혈전증 과거력이 없는 경우: 고위험 혈전성향증 또는 가족력이 있을 시 예방적 용량 항응고제 고려(ASH는 경과관찰 권고)

④ 항인지질 항체 양성 임산부

- 혈전증 과거력이 있을 시 치료용량 항응고제 사용(저용량 아스피린 동반)
- 혈전증 과거력 없을 시 반복유산 기왕력 있다면 예방적 용량 항응고제 사용(저용량 아스피린 동반)

(2) 제왕절개술 후 사용

① 위험인자가 없는 경우: 조기 보행 권장

② ACOG: 예방적 약물을 사용하는 모든 경우에 공기압박장치적용

③ SMFM: 정맥혈전증과거력, 혈전성향증, BMI > 40 kg/m^2 위험인자 있을 시 예방적 또는 치료적 용량의 LMWH 사용 및 공기압박장치 적용

④ American College of chest physicians

표 20-3. 제왕절개술 후 혈전예방요법 권고안(American College of Chest Physicians)

주위험인자	부위험인자
부동자세(분만 전 1주 이상의 절대안정 상태)	체질량지수 > 30 kg/m²
산후출혈(수술 시 1 L 이상)	다태임신
정맥혈전색전증 과거력	산후출혈 > 1 L
혈전성향증	흡연 > 하루 10개피
안티트롬빈 결핍	태아 발육부전
응고인자 V Leiden	혈전성한증
프로트롬빈 G202104	C단백질 결핍증
내과적 질환	C단백질 결핍증
전신홍반루푸스	전자간증
심장 질환	
낫적혈구혈색소병증	
수혈	
산후 감염	
동반 악성종양	

만약 위험인자가 없는 경우 조기 가동을 권장한다.
만약 하나의 주위험인자 혹은 두 개의 부위험인자를 가지고 있다면, 입원 시 예방적 저분자량헤파린이나 기계적 예방(탄력 스타킹 혹은 간헐적 공기압박)의 사용을 권장한다.
고위험군에서는 저분자량헤파린과 기계적 예방을 함께 사용하는 것을 권장한다.
만약 분만 후에도 위험인자들이 존재한다면, 산후 6주에 이르도록 예방적 치료를 연장해야 한다.

참고문헌

1. 대한산부인과학회. 산과학. 제6판, 군자출판사; 2021.
2. 대한산부인과학회. 산과학. 제5판, 군자출판사; 2015.
3. American College of Obstetricians and Gynecologists' Committee on Practice Bulletins-Obstetrics. ACOG Practice Bulletin No. 196: Thromboembolism in Pregnancy. Obstet Gynecol. 2018
4. Cunningham F Gary. Williams Obstetrics. 26th ed. McGrawHill; 2022.
5. American College of Obstetricians and Gynecologists Women's Health Care Physicians. ACOG Practice bulletin no. 138: Inherited thrombophillias in preg-nnacy. Obstet Gynecol 2013;122:706-17
6. Bates SM, Greer IA, Middeldorp S, et al. VTE, thrombophilia, antithrombotic therapy, and pregnancy: Antithrombotic Therapy and Prevention of Thrombosis. 9th ed. American College of Chest Physicians Evidence-Based Clinical Practice Guidelines. Chest. 2012;141(2):e691S-e736S.

권하얀 (연세의대)

CHAPTER 21

임신부 심폐소생술

- 임신 20주 이상의 임신부에서는 자궁을 우측에서 좌측으로 밀어 준다.
- 임신 말기에 가까운 임신부는 일반 성인에서의 가슴압박 위치보다 조금 더 위쪽을 압박한다.
- 가슴압박 속도는 분당 100-120회, 가슴압박과 인공호흡의 비율은 30:2
- 5분 이내로 ROSC가 없으면 즉각적인 사후제왕절개 분만(perimortem cesarean delivery, PMCD)을 고려한다.

1 임신부 심정지의 원인

산후출혈, 심부전, 양수색전증, 패혈증, 흡인성 폐렴, 정맥 혈전증, 전자간증/자간증, 마취합병증

2 임신부 심정지 시 고려사항

(1) 임신한 자궁은 하대정맥을 눌러 정맥환류를 감소시킨다(그림 21-1 A). 임신 20주 이상 또는 자궁저부가 배꼽 이상으로 올라오는 경우 하대정맥압박이 발생한다. → Lateral uterine displacement를 시행하여 하대정맥 압박을 완화시킬 수 있다(그림 21-1 B).

(2) 임신 말기에 가까운 임신부는 자궁으로 인해 심장의 위치가 위쪽으로 일반 성인에서의 가슴압박 위치보다 조금 더 위쪽을 압박한다(그림 21-2).

(3) 산모는 대사가 항진되어 있고 커진 자궁으로 인해 폐의 용적이 감소되어 있어, 일반 성인에 비해 저산소증에 더 취약하고, 모체의 저산소증은 태아의 저산소증으로 이어지므로 임신부 소생술에서 기도환기, 산소화가 중요하다.

(4) 필요시 제세동을 시행할 수 있다.

(5) 심정지 상황에서 심폐소생술에도 불구하고 ROSC가 되지 않는 경우 소생술을 지속하면서 분만을 준비해야 한다.

(6) 산모소생술에서 PMCD까지의 시간이 짧은 것은 산모와 태아의 좋은 예후

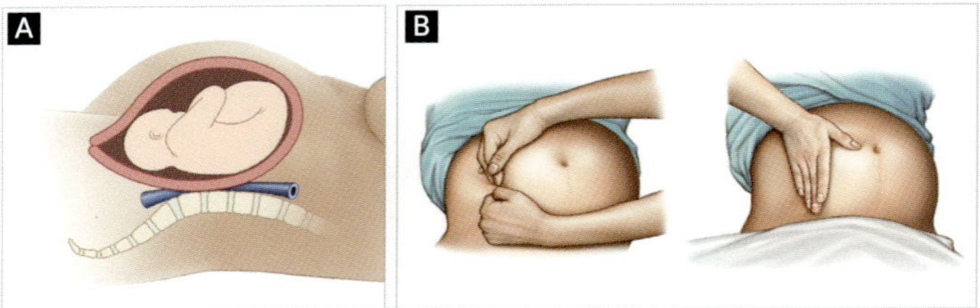

그림 21-1. A. 임신한 자궁과 눌린 하대정맥. B. Lateral uterine displacement.

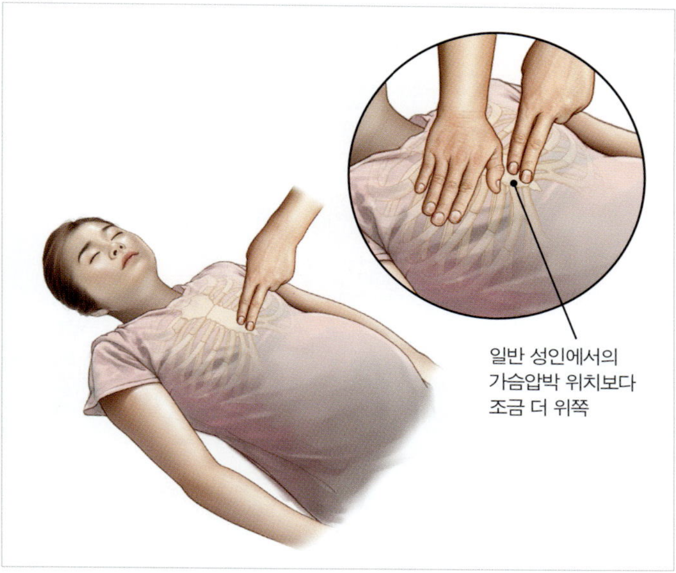

그림 21-2. 임신부에서의 가슴압박 위치.

와 관련이 있으므로 소생술 초기부터 PMCD를 준비해야 하며, 심정지 후 5분 이내로 PMCD를 시행해야 한다.

(7) PMCD는 임신한 자궁에 의한 정맥환류의 감소를 완화시키기 위한 목적이 있으므로 가급적 빨리 아기를 꺼내는 것을 목표로 한다.

※ PMCD의 방법

① Vertical incision from pubis to umbilicus

② Vertical uterine incision

③ Deliver the placenta by manually traction

④ Pack and close uterus with big suture

⑤ If ROSC achieved, will need OR asap

3 임신부 심폐소생술

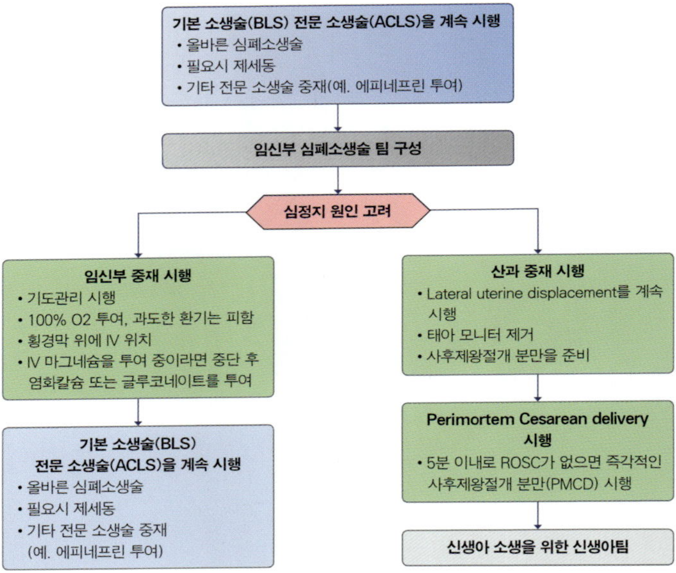

참고문헌

1. Panchal AR, Bartos JA, Cabanas JG, et al. Part 3: adult basic and advanced life support: 2020 American Heart Association guidelines for cardiopulmonary resuscitation and emergency cardiovascular care. Circulation. 2020;142(16_suppl_2):S366-468.
2. 대한산부인과학회. 산과학. 제6판, 군자출판사; 2021.

김채영 (경희의대), 정성훈 (경희의대)

CHAPTER 22

신생아 소생술

Neonatal resuscitation

- 기도(**A**irway): 기도확보와 자발호흡 보조를 위한 첫 단계
- 호흡(**B**reathing):
  - 환자의 호흡을 돕기 위한 양압환기 시행
  - 호흡노력이 관찰되면서 산소포화도가 낮을 때는 지속기도양압 시도
- 순환(**C**irculation): 양압환기와 함께 심장압박 시행
- 약물(**D**rug): 양압환기와 함께 심장압박을 지속하면서 약물 투여

1 신생아 소생술의 준비

1) 분만 전 확인해야 할 질문

(1) 예측되는 임신 나이는?

(2) 양수는 깨끗한가?

(3) 추가적인 위험인자들이 있는가?

(4) 제대 처치 계획은?

2) 신생아 소생술 장비 및 기구(최소장비)

산소	• 맥박산소측정기(pulse oximetry), O2 blender
흡인장비	• 벌브 시린지(bulb syringe), 기계 흡인장치 및 튜브 • 흡인용 도관(5 Fr 또는 6 Fr, 8 Fr, 10 Fr 또는 12 Fr) • 8 Fr 수유관과 20 mL 주사기
백과 마스크 장비	• 압력 조절 밸브가 있는 신생아 소생술용 백, 유량계로 조절되는 산소와 튜브 • 안면 마스크(미숙아용, 만삭아용)
기관내 삽관장비	• 후두경 날: 초미숙아용(00번), 미숙아용(0번), 만삭아용(1번) • 기관내튜브(e-tube): 2.5, 3.0, 3.5, 4.0 mm (+ 속심[stylet, 선택]) • 기관내튜브를 고정하기 위한 테이프
약물	• 에피네프린(epinephrine) 1:10,000 (0.1 mg/mL) • 용적 확장을 위한 등장성 수액 • $NaHCO_3$ 4.2% (0.5 mEq/mL); 국내용 8.4% (1 mEq/mL) • 주사기 1, 5, 10, 20, 50 mL
제대혈관 도관도구	• 소독된 장갑, 작은칼(scalpel) 또는 가위, Povidone-iodine 용액 • 제대혈관도관(umbilical catheter): 3.0 Fr, 4.0 Fr
기타	• 수술용 장갑과 개인 보호 용구, 복사온열기 또는 다른 열 공급 장치 • 딱딱한 받침대가 있는 소생술 표면, 타이머/초침이 있는 시계 • 따뜻한 타올, 플라스틱 백(< 29주 미숙아), 청진기

2 신생아 소생술의 방법

1) 초기 단계

(1) 따뜻함 제공, 복사온열기 사용(목표 체온 36.5-37.5℃)

(2) 기도를 열어 주는 머리와 목의 자세

(3) 입과 코의 분비물 제거(필요시)

(4) 닦아 주기

(5) 자극하기

2) 기도(airway)

(1) 기도 내 분비물 제거(입 → 코 흡인)

(2) 머리를 약간 뒤로 젖힘 (냄새 맡기 자세, sniffing position)

(3) 산소

① 출생 직후 우측 손(pre-ductal)에서 맥박산소측정기로 산소포화도 측정
② 만삭아와 임신 나이 35주 이상의 미숙아의 소생술: FiO2 21% 산소로 시작
③ 임신나이 35주 미만의 미숙아의 소생술: FiO2 21-30% 산소로 시작

3) 호흡(breathing)

(1) 양압환기(positive pressure ventilation, PPV)의 적응증

① 초기 단계 후 아기가 호흡하지 않거나(무호흡), 헐떡호흡을 하거나, 아기의 심박수가 분당 100회 미만인 경우(출생 후 1분 안에 시작)
② 환기 속도: 분당 40-60회
③ 압력: 20 cmH_2O도 효과적, 자발호흡 없는 만삭아는 30-40 cmH_2O도 가능
④ 가슴의 움직임과 심박수 확인(15초마다)/팀원들과 공유
- 심박수 회복: 효과적 양압환기의 가장 확실한 지표
- 심박수 회복이 없다면 흉곽 움직임 확인 필요

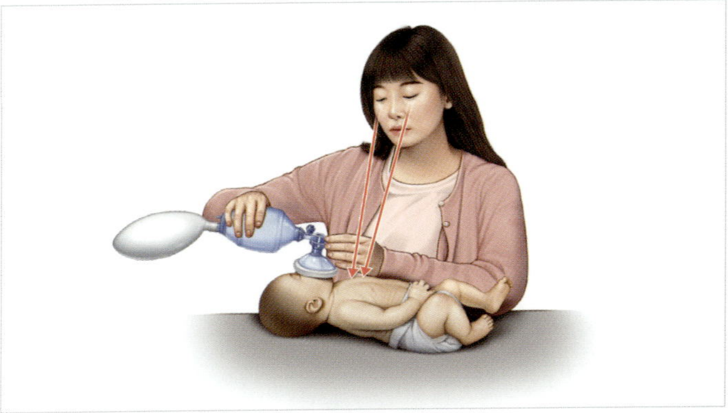

그림 22-1. 양압환기.

(2) 환기 교정단계(MR SOPA 단계)

① M (mask adjustment): 마스크 교정

② R (reposition the baby's head): 아기머리 재위치

③ S (suction the mouth and nose): 입과 코의 흡인

④ O (open the baby's mouth): 아기 입 열기

⑤ P (pressure increase): 압력증가(최대 만삭아 40 cmH_2O, 미숙아 30 cmH_2O)

⑥ A (alternative airway): 대체 기도

4) 순환(circulation)

(1) 가슴압박 적응증: 가슴이 움직이도록 효과적인 양압환기 30초 실시 후 심박수 측정

→ 분당 60회 미만이면, 기관내삽관 및 100% 산소공급하면서 가슴압박 (cardiac massage)

(2) 가슴압박 방법

가. 위치: 흉골의 하부 1/3 위치

나. 방법: 하나의 엄지손가락에 다른 엄지손가락을 포개(two-thumb)거나, 2개의 엄지손가락을 옆으로 나란히 놓는 방법(two-finger)으로 시행

다. 가슴압박과 환기 = 3:1의 비율로 2초 이내로 시행
- 1분 동안 90회의 가슴압박과 30회의 양압환기 시행

라. 가슴 앞뒤 지름의 1/3 정도의 깊이

(3) 가슴압박을 시작한 후 60초 동안 시행한 이후 심박수 측정

→ 분당 60회 이상이면 가슴압박 중단(양압환기는 지속)

5) 약물(drug)

(1) 약물 적응증: 최소 30초 이상의 가슴을 움직이는 양압환기, 그리고 추가적인 60초 이상의 100% 산소를 사용한 적절한 양압환기(가능한 기관내삽관)와 가슴압박에도 심박수가 분당 60회 미만일 경우

(2) 종류

① 에피네프린(epinephrine)
- 농도: 1: 10,000 (0.1 mg/mL)
- 투여경로 및 용량: 정맥/골 내 0.02 mg/kg (0.2 mL/kg), 기관 내 0.1 mg/kg (1 mL/kg)
- 에피네프린(정맥/골 내)을 3 mL의 생리식염수로 밀어 넣어 줌
- 심박수가 분당 60회 미만으로 유지되면 3-5분마다 반복 투여

② 혈량 증량제(volume expanders)

→ 소생술에 반응이 없고, 쇼크의 징후나 급성 실혈의 병력이 있는 경우, 정맥으로 생리식염수 혹은 O형, Rh-음성 농축 적혈구를 10 mL/kg를 5-10분에 걸쳐 투여

3 신생아 소생술 과정에 대한 기록

※ 기록해야 할 항목들

① 출생 시 상태

② 첫 호흡, 첫 울음, 규칙적인 호흡을 하기까지 걸렸던 시간

③ 출생 시 심박수, 분당 100회 이상으로 끌어올릴 때까지의 시간

④ 매 5분마다의 Apgar 점수

⑤ 백과 마스크 환기를 시작하고 끝낸 시간

⑥ 기관내 삽관을 시작하고 끝낸 시간
⑦ 제대혈 pH
⑧ 투여된 약물의 종류, 용량, 투약 경로, 시간
⑨ 소생술을 한 의사, 간호사 등의 이름, 도착한 시간
⑩ 보호자와의 면담 내용

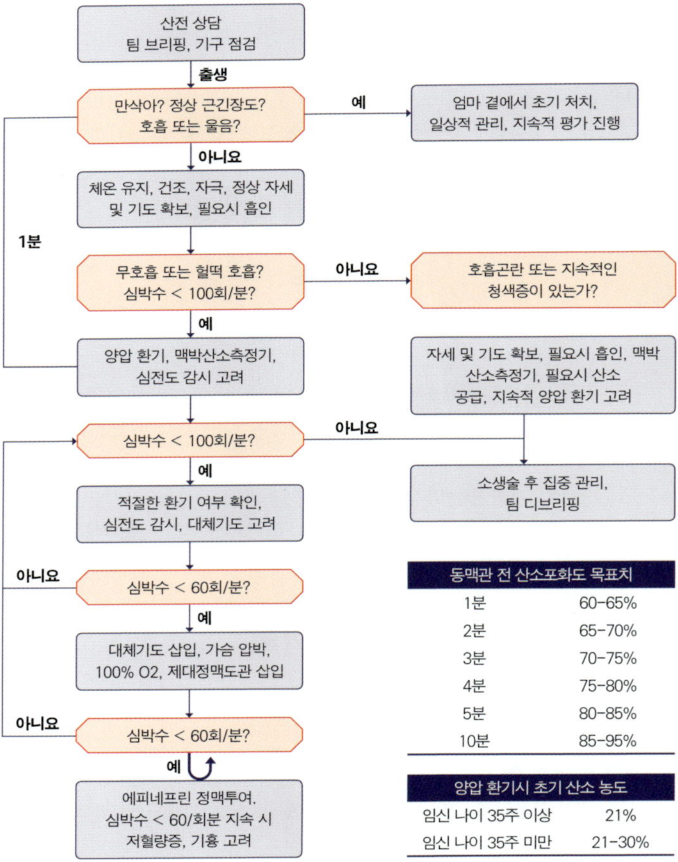

동맥관 전 산소포화도 목표치	
1분	60-65%
2분	65-70%
3분	70-75%
4분	75-80%
5분	80-85%
10분	85-95%

양압 환기시 초기 산소 농도	
임신 나이 35주 이상	21%
임신 나이 35주 미만	21-30%

그림 22-2. 신생아 소생술 알고리즘.

참고문헌

1. 대한신생아학회. 신생아진료지침. 제4판. 의학문화사; 2021.
2. 대한심폐소생협회. 신생아 소생술. 제7판. 가본의학서적; 2017.

INDEX

H

I

L

M

N

P

Q

R

S

T

U

V

W

Z

ㄱ

ㄴ